$Y^2 . 359$

2.

HISTOIRE

DE

LIDERIC

PREMIER,

COMTE DE FLANDRES,

Nouvelle historique & galante.

SECONDE PARTIE.

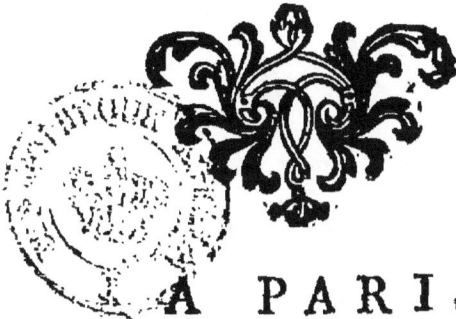

A PARIS,

Chez DIDOT, Quay des Augustins,
près le Pont S. Michel, à la Bible d'or.

M. DCC. XXXVII.

Avec Approbation & Privilege du Roy.

HISTOIRE
DE
LIDÉRIC
PREMIER,
COMTE DE FLANDRES,

SECONDE PARTIE.

A PARIS,

Chez Theophile Barrois, Libraire,

M. DCC. LXXVII.

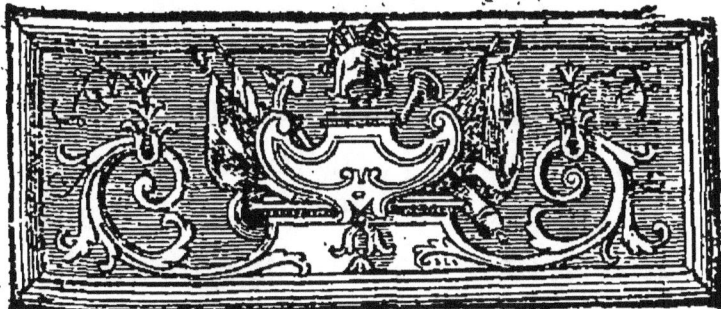

HISTOIRE

DE

LIDERIC I.

COMTE DE FLANDRES.

NOUVELLE HISTORIQUE
ET GALANTE.

SECONDE PARTIE.

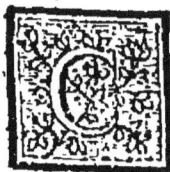

Ependant tout se préparoit pour le combat des deux Princes. Dagobert n'avoit pas voulu voir Hermangarde, afin de ne point paroître partial dans

Partie II.   A

une affaire dont il s'étoit établi
juge : il avoit de plus deffendu
à Lideric de se présenter devant
le Comte de Flandres jusqu'au
moment marqué pour leur duel,
afin qu'il ne pût le reconnoître
& lui tendre quelques nouveaux
piéges. Les barrieres furent dres-
sées , & les échaffauts où le
Roi devoit se placer avec toute
sa Cour, élevés sur le pont de
Fin , qu'on voit encore actuellement à Lille. Dagobert au
jour indiqué s'y plaça & aïant
fait venir en sa présence les deux
combattans armés de toutes
piéces , & la visiere de leur
casques baissée , il leur adressa
à haute voix ces paroles : »Che-
» valiers, voicy le moment où
» la victoire va décider de votre
» cause. Je sçai qu'il n'est pas
» trop naturel de s'imaginer que
» ce soit toujours le plus juste

» parti qui triomphe : la droi-
» ture des fentimens & l'exacte
» probité n'ont point de réla-
» tion avec les forces corpo-
» relles ; je fçai qu'il eft ridicule
» de foumettre la verité à de
» pareilles épreuves ; mais enfin
» puifque l'ufage autorife ces
» fortes de combats, où le vice
» peut terraffer la vertu, il faut
» s'y conformer. Combattez
» donc vaillamment, Cheva-
» liers, & foyez témoins du
» ferment autentique que je
» vais faire. Je jure fur ma pa-
» role Roïale de rendre une
» juftice exemplaire au vain-
» queur, tel qu'il puiffe être :
» nulle confideration ne m'en
» peut détourner ; fi j'enfrains
» en quelque façon cette au-
» gufte promeffe, puiffe le fou-
» verain Juge m'en punir avec
» féverité.

Dagobert après ce difcours, fit figne aux deux Princes de s'éloigner; mais le jeune Lideric, levant la vifiere de fon cafque : Permettez-moi, Sire, lui dit-il, de me fervir contre Phinaert des armes qui peuvent commencer à m'affurer la victoire. Regarde moi, Tyran de Flandres, continua-t'il en fe tournant de fon côté; reconnois les traits du jeune enfant que tu voulois adopter autrefois, & qui fut contraint de fuir de tes Etats: le voici prêt à te faire rendre compte de toutes crimes. En achevant ces mots, le Prince de Dijon après avoir falué le Roi, tourna la tête de fon cheval pour prendre du champ & attendre le fignal.

Phinaert fut fi frappé de cette reconnoiffance imprevûë dont il ne pouvoit douter, qu'il de-

meura comme immobile. Il fe
rappella tout à coup l'idée de ce
jeune homme pour lequel il s'é-
toit fenti une fi vive tendreffe.
La façon dont il l'avoit rencontré, & celle dont il s'étoit écha-
pé de fa Cour, tout cela lui revint dans l'efprit & l'abbatit à
un point qu'il feroit demeuré
dans la même place fans fonger
à fe deffendre, fi Genferic ne
fût entré dans la lice pour lui
faire fentir toutes les conféquences de l'embarras où il paroiffoit plongé. Il s'éloigna donc
enfin de ce lieu, mais avec une
agitation qui fembloit lui annoncer fa défaite. Toutefois,
comme il joignoit aux vices
les plus marqués, une valeur
& une force peu communes,
il fe remit affez promptement
& partit comme un éclair au
dernier fignal des trompettes.

Lidetic ne fut pas moins ardent,
& ces deux illuftres Champions
s'étant rencontré dans le milieu
de leur carriere avec une impe-
tuofité terrible, firent voler leurs
lances en éclats fans en paroître
ni l'un ni l'autre ébranlés. Ce
fut alors que mettant pied à
terre, ils commencerent le plus
furieux combat dont on ait jamais entendu parler : chaque
coup qu'ils fe donnoient faifoit
trembler les fpectateurs : jamais
deux hommes n'avoient paru
fi égaux en valeur & en adreffe.
Ils efquivoient l'un & l'autre
avec activité les redoutables
coups qu'ils fe portoient : mais
lorfqu'ils ne pouvoient les éviter, ils fe frappoient avec une
égale furie. Cette égalité dura
plus de deux heures, & perfonne ne pouvoit encore décider pour lequel des deux Princes

la victoire se declareroit, lors
que le génie supérieur de Lideric commença à prendre le
deffus. Chacun s'apperçut avec
joye que Phinaert n'avoit plus
la même agilité : le sang qu'il
perdoit par plusieurs bleffures,
& qui couloit le long de ses
armes, le faifoit chanceler &
affoibliffoit son bras. Le jeune Prince de Dijon, quoique
bleffé, lui-même remarqua son
avantage, & voulant en profiter,
il leva son épée, & de toute sa
puiffance il déchargea un coup
fi terrible fur le cafque de Phinaert que ce Prince n'en pouvant foutenir la violence, tomba fur la pouffière.

Alors mille cris de victoire
s'éleverent jufqu'au Ciel, mais
il s'en fallut peu que celle de
Lideric ne lui coutât la vie. A
peine eut-il vû son ennemis par

terre qu'il s'avança vers lui pour
en tirer l'aveu qu'il en efperoit ;
mais Genferic, qui avec plufieurs autres Seigneur s'étoit armé de toutes piéces contre les
barrieres , oubliant la préfence
du Roi, les régles de l'honneur,
& ne fongeant qu'à venger fon
indigne ami qu'il croïoit mort,
pouffa dans la lice fon cheval
à toute bride contre Lideric ,
& mettant l'épée à la main , il
en donna un fi furieux coup fur
la tête du jeune Prince de Dijon
qui ne s'y attendoit pas, qu'il l'é-
tendit auprès de Phinaert. Non
content de ce lâche procedé ,
le perfide cherchoit encore le
défaut de fes armes pour lui
percer le cœur , & l'auroit fans
doute rencontré avant que les
Juges du Camp fuffent arrivés ,
fi Grimoald toujours ardent &
attentif au falut de fon cher

Maître, n'eût devancé les plus empreſſés. Il arriva aſſez à propos pour détourner cet aſſaſſinat par un grand coup d'épée qu'il porta ſur l'armet de Genſeric. Ce Seigneur ſe ſentant frappé ſi vivement, ſe détourna pour s'en venger; mais l'habile Bourguignon aïant évité le coup qui lui étoit deſtiné, en porta un à ſon ennemi avec tant de force que l'épée aïant trouvé le défaut des armes, ſe fit voir plus d'un demi pied par derriere ſon corps, & lui fit perdre en un inſtant & ſon ſang & ſa vie.

Cet évenement ſe paſſa ſi bruſquement, que quoique les Juges du Camp fuſſent accourus en diligence pour détourner l'aſſaſſinat que Genſeric avoit tenté, ils arriverent après ſa mort. Le Roi qui étoit deſcendu de ſon échaffaut en dili-

gence, arriva fur le champ de
Bataille un moment après cette
action : il fit délacer promptement les courroyes du casque
de Lideric, & s'apperçut avec
un plaisir extrême que ce jeune
Prince n'étant qu'étourdi du
coup qu'il avoit reçu, ouvroit
les yeux; & l'air lui aïant rendu
la respiration, il se leva, quoi
qu'avec peine, & suivit le Roi
jusqu'auprès de Phinaert, à qui
par bonheur il restoit assez de
forces pour avouer publiquement ses forfaits. Ma mort est
juste, s'écria t'il d'une voix foible, mes crimes me l'ont at-
tirée. Que n'ai-je plusieurs vies à
perdre dans les plus affreux tour-
mens pour pouvoir les expier ?
Oui; Lideric, continua-t'il en
tournant ses regards languissans
du côté de ce Prince, je vous
reconnois pour le fils du mal-

heureux Salvaert que j'ai inhu-
mainement facrifié à mon ava-
rice : votre mere languit dans
les fers. C'eft moi enfin qui fuis
le boureau de votre Famille ;
vous m'en avez puni : je fens la
mort qui s'approche : je ne me
plains point, je la mérite ; mais
jufte Ciel! puis-je efperer le
pardon des crimes dont je me
fuis fouillé ! Ah Lideric, pourfuivit-il d'une voix mourante,
pardonnez-moi les malheurs
que je vous ai caufés, par un
généreux oubli de ma lâcheté.
Oui, Phinaert, interrompit le
jeune Prince de Dijon en lui
ferrant la main, je vous pardonne les maux que vous m'a-
vez faits : votre repentir efface
pour jamais mon reffentiment.
Il s'en faut peu que je ne me
repente moi-même de l'état où
je vous ai reduit. Vivez, Phi-

naert, pourſuivit-il en verſant
quelques larmes : vivez, ſi je
ne puis être l'ami du deſtruc-
teur barbare de ma Famille,
du moins je ne chercherai plus
à la venger. L'aveu public que
vous faites de vos fautes, le
repentir ſincere que vous en
témoignez, & le ſang que vous
répandez ſuffiſent pour calmer
ma colere. Ah! Lideric, reprit
le mourant Phinaert, tant de
généroſité redouble ma confu-
ſion : je meurs pénétré de vos
bontez, & charmé des nobles
ſentimens que vous me faites
paroître : je n'ai plus rien à
ſouhaiter ſur la terre. Et vous,
Sire, continua-t'il, accordez à
l'indigne Prince de Flandres la
même grace : oubliez.... Ces
mots furent les derniers que
Phinaert put prononcer ; & peu
de momens après il rendit les
derniers ſoupirs.

A cette vuë, Lideric fit connoître son bon cœur par la pitié
& la douleur qu'il en sentit.
Dagobert ne put s'empêcher
d'y paroître sensible & de donner quelques larmes à la mort
de ce Prince ; mais voulant s'é-
loigner de ce triste spectacle, il
s'approcha de Genseric qu'il
trouva mort. Le Roi ordonna
que l'on portât ces deux corps
au Palais, afin de leur faire faire
des obseques dignes de leur
naissance. Ensuite il fit approcher Grimoald ; & après l'avoir
comblé de louanges, il lui
donna tous les biens que le
traitre Genseric avoit possedé
jusqu'alors, & qui se trouvoient
très considerables pour ces tems
là. Lideric en remercia le Roi,&
& après avoir embrassé son zélé
Gouverneur, & lui avoir en peu
de mots exprimé l'excès de sa re-

connoiſſance, Dagobert reprit
le chemin du Château de Bucq:
mais le Prince de Dijon ſe ſentant
tout à coup affoiblir pàr la quan-
tité de ſang qu'il perdoit, on
fut contraint de le porter dans
ſon appartement, où les Chirurgiens du Roi viſiterent ſes bleſ-
ſures : ils n'en jugerent aucune
dangereuſe ; mais ils crurent
qu'elles ſeroient longues à guerir.

Cependant le Roi après leur
rapport ſe tranſporta à la tour
où la triſte Hermangarde gémiſſoit depuis tant d'années.
Cette Princeſſe fut extrêmement ſurpriſe de voir entrer
tant de perſonnes dans ſa priſon. Phinaert avoit eu ſoin de
lui faire cacher l'arrivée du Roi
& du Prince de Dijon ſur ſes
terres. C'eſt pourquoi ſe figu-
rant tout à coup que le Tyran
de Flandres, qui l'avoit me-

nacée en préfence de Genferic,
envoioit fes Satellites pour lui
donner la mort : cette coura-
geufe femme s'avança fiere-
ment au-devant de ceux qu'elle
prenoit pour les émiffaires de
Phinaert. Me voici prête, s'é-
cria-t'elle à recevoir le coup
mortel. Je ceffe de me plaindre
du Prince de Flandres, puifqu'il veut enfin finir les maux
que fa barbarie me fait effuïer
depuis fi long-tems. Votre er-
reur eft extrême, lui répondit
le Roi en la faluant refpectueufement : loin de paroître à
vos yeux comme éxécuteur
des ordres cruels de vos ennemis; je viens vous annoncer,
Princeffe, la victoire de votre
fils : & c'eft Dagoberr lui-même qui vous en apporte l'agrea-
ble nouvelle. Sur cela, le Roi
raconta en peu de mots ce qui

venoit de se passer, & finit son récit en lui presentant la main pour la conduire, auprès du Prince de Dijon.

Peut-on bien se représenter les transports de cette tendre & vertueuse Princesse ? jamais peut-être on n'a passé avec plus de rapidité, du désespoir à la joie. On ne meurt sans doute pas de plaisir, puisqu'elle put résister à celui qu'elle ressentit. Après avoir remercié Dagobert avec un désordre qui témoignoit assez celui de son ame, elle se rendit avec lui dans l'appartement de son cher Prince. Ce fut là, qu'oubliant le respect qu'elle devoit à son Roi, elle se jetta toute transportée au col de son fils. Je vous retrouve donc enfin, mon cher Lideric, lui dit-elle, & je vous revois digne de l'illustre Prince qui

vous donna la vie. Vous venez
de venger vôtre pere infortuné. Vous avez brisé les chaînes
de votre malheureuse mere.
Grand Dieu! que vous ré-
compensez avec usure les maux
que j'ai soufferts! pouvois-je
trop acheter une liberté qui me
vient d'une main si chérie? O
mon fils, mon cher fils, que
le destin m'accable maintenant
de ses plus fâcheux revers; qu'ai-
je à redouter de ses caprices?
je vous revois fidele à vos de-
voirs, & grand par votre vertu.
O Ciel! quel est l'excès de mon
bonheur! Ces discours étoient
soûtenus de tant de preuve de
tendresse & de plaisir, que l'on
ne pouvoit s'empêcher de répandre des larmes à la vûë d'un
spectacle aussi touchant.

Lideric de son côté, en-
chanté de retrouver sa mere,

répondoit à ses caresses par des épanchemens de cœur, tels que la nature les peut inspirer aux ames vertueuses. Mais le Roi craignant que cette agitation ne nuisît à la santé du Prince de Dijon, en avertit Hermangarde, qui s'arracha pour ainsi dire d'entre les bras de son fils par la crainte d'augmenter son mal. Dagobert avant de quitter le chevet de son lit, fit avancer les Princes, les Barons, & en les grands Seigneurs qui l'accompagnoient pour lors, & en leur présence, il donna à Lideric toutes les terres que Phinaert avoit possédées pour en jouir lui & ses successeurs de la même maniere qu'avoit fait ce Prince. Il l'honora du titre de premier Forestier du Pays & Comté de Flandres, moyennant toutesfois la souveraineté

que le Roi se réservoit & à la
Couronne de France. Après
quoi ayant pris le serment du
Prince de Dijon, il se retira
& se rendit au Conseil, où il
fit passer sans difficulté la grace
qu'il venoit d'accorder à Lideric, & lui en fit sur le champ
expedier la donation.

Cependant le nouveau Comte
de Flandres s'étoit si cruellement agité toute cette journée,
que la fiévre le prit cette même
nuit avec beaucoup de violence. Le lendemain, le Roi
qui sçût un des premiers cette
fàcheuse nouvelle, se rendit à
son appartement. Il y trouva la
Princesse Hermangarde dont
l'inquietude étoit peinte sur le
visage : ce n'étoit pas sans sujet,
Lideric étoit pour lors dans
un redoublement considerable.
Dagobert ne voulant point le

faire parler, retourna peu de
tems après au Palais : mais auroit-il dû s'attendre à la surprenante nouvelle qu'il y reçut ?
A peine étoit-il rentré qu'un
courier de la Reine arriva au
Château de Bucq ; elle lui mandoit que les perfides Comtes de
Poitiers & de Parthenay avoient
enlevé la Princesse Rotildè ;
qu'ils avoient même eu l'inso-
lence d'éxécuter ce projet hardi
en sa présence ; que vainement
elle avoit envoyé toute sa garde
après eux, qu'il avoit été impossible de les joindre par les précautions qu'ils avoient prises de
mettre des relais de distance en
distance pour aider à leur suite,
& qu'enfin on ignoroit leur retraite, aïant par leur extrême
diligence déconcerté ceux qui
les poursuivoient.

Jamais surprise ne fut égale

à celle du Roi à la lecture de
cette lettre. Sa colere étoit facile à remarquer par les differens changemens de son visage :
enfin ne pouvant plus la contenir, il déclara hautement ce
qui la produisoit. Toute la Cour
fut également étonnée d'un
attentat si témeraire , chacun
se regardoit avec étonnement
pénetré d'une juste indignation ; mais le Roi ne voulant
point perdre un tems précieux
dans des plaintes inutiles, ordonna de tous côtés des recherches exactes. Avant la fin
du jour, les Courtisans se dis-
perserent avec autant de personnes qu'ils en purent ramasser,
& sans sçavoir où tourner leurs
pas , ils jurerent tous au Roi de
ne point reparoître à la Cour
sans avoir puni les deux indignes ravisseurs de Rotilde.

Dagobert de fon côté , pour être plus à portée d'envoïer des troupes au fecours de fa fœur , partit dès le lendemain du Château de Bucq pour fe rendre à Soiffons ; mais ce Prince , avant de s'éloigner, eut affez de pouvoir fur lui-même pour cacher à Lideric l'enlevement de Rotilde : il alla lui dire adieu , & lui déroba adroitemenr fon deffein. Il fit plus , le prudent Monarque deffendit à ceux qui reftoient auprès du Comte de Flandres de l'inftruire avant fa guérifon , d'un malheur qui fans doute la retarderoit s'il en avoit quelque connoiffance. Après quoi Dagobert partit outré d'une jufte fureur.

Les foins d'Hermangarde & de Grimoald eurent en peu de jours l'effet qu'ils en efperoient : la fiévre de Lideric fe calma ,

& fes bleffures s'étant refermées,
il fut en état de fe lever, &
même de fe promener dans fon
appartement. La premiere chofe
que fit le nouveau Comte de
Flandres dans fa convalefcence,
fut d'envoïer Grimoald chercher le généreux Hermite, qui
s'étant rendu peu de jours après
à fa Cour, fut reçu d'Hermangarde & de fon fils avec toute
la reconnoiffance & la confideration qu'ils devoient à un
homme d'un mérite auffi rare.

Je ne prétends point fatiguer
mon Lecteur de tous les difcours que la nature & la vertu
dictoient chaque jour à ces
quatre perfonnes: je ne veux
m'arrêter que fur les faits in-
tereffans dont cette Hiftoire eft
remplie. Lideric ignoroit encore l'enlevement de Rotilde:
il fe préparoit même à fe rendre

bien-tôt à la Cour pour profiter
des bontés du Roi, & mettre
sa victoire & sa nouvelle di-
gnité aux pieds de la Princesse
qu'il adoroit: mais dans le tems
qu'il se disposoit à satisfaire à
l'amour & à la gloire, & que
l'Hermite & Grimoald se préparoient à lui annoncer l'enlevement de Rotilde, la fortune
l'accabla par un nouveau malheur d'autant plus cruel qu'il
se trouva sans remede.

Un jour que le Comte de
Flandres étoit dans l'appartement d'Hermangarde, & qu'a-
vec ses deux zélés confidents,
il s'entretenoit de son prochain
depart pour Soissons, la Princesse de Dijon se levant tout à
coup d'un fauteuil sur lequel elle
étoit pour lors assise; O Ciel!
s'écria-t'elle, quel feu me de-
vore! quel horrible embrase-
ment

ment fe répand dans mes veines?
ô mon fils, je fuis empoifonnée.
A peine put-elle prononcer ces
derniers mots. Elle retomba
fans connoiffance fur le même
fiége d'où elle s'étoit levée. A
ce terrible fpectacle, le Comte
frapé d'un coup fi peu attendu,
feroit demeuré dans l'attitude
où la douleur & la furprife l'a-
voient jetté, fi Grimoald n'eût
promptement appellé du fecours. Les Medecins arriverent
en diligence, & par la force de
leurs remedes, ils firent enfin
ouvrir les yeux à cette malheureufe Princeffe; mais ce ne fut
pas pour long-tems, puifqu'elle
les ferma un inftant après pour
toujours.

Cependant le Comte de
Flandres s'appercevant avec
tranfport, que la Princeffe re-
prenoit fes fentimens, fe jetta

Partie II.   B

à genoux auprès d'elle, & lui prenant une de ses mains, qu'il arrosoit de ses larmes: Courage, Madame, s'écria-t'il, le Ciel vous rend à mes souhaits. Il ne veut point ma mort puisqu'il vous rapelle à la vie. Ah! mon fils, interrompit la mourante Hermangarde : cessez de vous flatter d'une vaine esperance ; je n'ai plus que quelques momens à vivre : le poison va vous ravir une mere infortunée ; mais malgré la cruauté de nos ennemis qui nous séparent pour jamais, je triomphe de leur noirceur : ils ne previennent la mort que j'attendois que de quelques années. Mon âge & mes chagrins me l'annonçoient chaque jour ; mais ils n'ont pu empêcher que je ne vis dans mon fils le vengeur illustre de sa Famille. Hélas! poursuivit-elle en

verfant quelques larmes que la
prochaine deftruction de la nature arrachoit de fes yeux,
quel eft le cruel boureau qui
en veut à ma vie ? Phinaert
dans le tombeau, me reftoit-il
des ennemis ? qu'ai-je fait pour
m'en attirer ? Jufte Dieu ! qu'ils
bornent du moins à ma feule
perfonne leur haine implacable.
Protegez mon fils : empêchez
leur lâcheté de s'étendre fur lui ;
& je leur pardonne ma mort.
Oh! ma mere, s'écria à ces
mots le défolé Comte, ne
croïez pas que je vous furvive :
mes jours font attachés aux vô-
tres. Si vous mourez, je meurs.
Non, Lideric, réprit Hermangarde foiblement, vivez, je
vous l'ordonne : remplacez l'illuftre deftinée qui vous appelle.
Songés quelquefois à moi : il ne
fut jamais de mere plus tendre.

A ces mots la Princeſſe de Dijon tomba dans une nouvelle défaillance, & peu de momens après elle mourut dans des convulſions qui témoignoient aſſez la nature de ſon mal.

L'Hermite & Grimoald furent contraints de faire emporter de force le Comte de Flandres, & de lui ôter toutes les armes, de peur qu'il n'attentât à ſa vie. Cependant en déſabillant l'infortunée Princeſſe, on trouva dans ſes habits une lettre adreſſée au jeune Comte de Flandres. On la porta ſur le champ à Grimoald ; mais celui qui s'en étoit chargé, aïant eu l'imprudence de la lui remettre devant le Prince, ce fils déſeſperé s'en étant apperçû, ordonna ſi affirmativement à ſon Gouverneur d'en faire la lecture, que Grimoald y lut ces mots :

Si j'euſſe cru pouvoir me venger entierement de toi en t'arrachant la vie, ſois perſuadé, Lideric, que rien n'auroit pû te ſauver de mon reſſentiment ; mais pour mieux aſſurer ma vengeance, je commence par m'immoler ta mere, & je paſſerai enſuite à tous ceux qui pourront t'être chers, afin de te donner mille morts avant d'arriver à la tienne, qui peut ſeule calmer mon implacable fureur.

Barbare Poitiers, s'écria le jeune Lideric après la lecture de cette lettre, & vous indigne Comte de Parthenay, car je ne doute pas que vous ne ſoyez les auteurs d'une perfidie ſi atroce : vos menaces ſeront vaines. Bientôt ma mort ſatisfera votre inhumanité. Vous

venez de m'enlever ma mere:
après cet horrible attentat,
qu'ai-je à redouter encore ? Venez monſtres, pourſuivit-il, venez jouir de mon déſeſpoir funeſte. Je ne puis ni ne dois
m'oppoſer à votre douleur, interrompit le ſage Hermite, jamais il ne ſe préſenta d'occaſion plus légitime ; mais enfin,
mon cher Prince, voulez-vous
vous abandonner à toute l'horreur qui regne dans votre ame.
Oui, mon Pere, répondit bruſquement le jeune Comte, rien
ne peut me calmer: vos conſeils ſont ici ſurperflus, & la
mort ſeule tarira mes pleurs.
Vous me refuſez l'un & l'autre
par une barbare pitié les armes
qui pourroient trancher ma deſtinée ; mais il eſt d'autres moïens
dont je me ſervirai pour parvenir au but où j'aſpire. Les

larmes & les sanglots couperent
en cet endroit les plaintes du
Prince de Dijon.

L'Hermite & Grimoald ju-
geant sagement que la playe
étoit trop sanglante pour chercher à la guerir, prirent le parti
d'attendre que les premiers
transports fussent passés pour
parvenir plus aisement à le persuader ; mais voïant au bout de
quelques jours que la douleur
du jeune Comte s'aigrissoit de
plus en plus, & craignant que
malgré leurs précautions il n'y
succombât ; ils résolurent entre
eux (s'il m'est permis de parler
ainsi) de guerir le mal du
Prince en l'augmentant. C'est
pourquoi l'Hermite s'appro-
chant un matin de son lit : Je
m'étois flatté, Comte de Flandres, lui dit-il, que le tems &
la raison apporteroient quelque

tranquillité dans votre ame ;
mais puiſqu'ils ne peuvent réuſſir à vous calmer, il faut donc a-
voir recours au ſeul remede qui
peut vous retirer de votre aſſou-
piſſement : ſçachez donc, Prince que Rotilde que vous adorez,
eſt au pouvoir des Comtes de Poitiers & de Parthenay : un perfide enlevement les rend maîtres de ſa liberté. Que me dites-
vous, Lideric, interrompit le
Comte de Flandres avec véhemence ? ſe pourroit-il que le
Ciel eût ſouffert cette trahiſon ?
Elle n'eſt que trop certaine, répondit Grimoald à ſon tour : tout
ce qu'il y a de Seigneurs dans
le Royaume la cherchent. Dagobert avoit ordonné qu'on
vous cachât ce triſte évenement juſqu'à votre entiere
gueriſon. Nous l'avons fait juſqu'ici avec prudence : mais

puisqu'enfin vous voulez mourir , nous voulons du moins
vous exciter à le faire en vous
signalant pour une innocente
victime, dont tout le malheur
ne vient peut-être que de la
tendreffe qu'elle a pour vous.
C'en eft affez , mon Pere , s'é-
cria le jeune Comte ; ne cherchez point à m'infpirer ce qui
n'eft que trop gravé dans le fond
de mon ame. L'amour, la haine ,
& la vengeance vont m'exciter
à perir ou à la délivrer. Je
vois à prefent à n'en pouvoir
douter, que mon premier foup-
çon fur la mort de ma mere
n'étoit que trop bien fondé ;
mais j'ofe me flatter que j'é-
toufferai dans le fang de ces
perfides leur lâche animofité.
Quoi ! charmante Rotilde, continua-t'il , vous gemiffez dans
les fers de ces barbares. Ah ! ne

differons plus à vous tirer de
captivité, & faisons connoître à
tout l'Univers ce qu'un cœur
génereux est capable d'entreprendre quand il a pour objet
de venger à la fois la nature &
l'amour.

A peine eut-il le tems d'achever ce discours que se levant
brusquement, il ordonna que
l'on préparât ses chevaux : &
laissant le Gouvernement de la
Flandres à un des premiers Seigneurs du Païs, dont le mérite & la capacité lui étoient
connus, l'Hermite n'aïant pas
voulu accepter cet emploi, il
prit avec lui Grimoald, qui ne
voulut point le quitter, & après
avoir embrassé l'Hermite & lui
avoir dit adieu, il se mit avec
trois Ecuyers seulement en chemin pour se rendre à Soissons,
où il arriva avec beaucoup de

diligence. Pendant ce tems là,
le sage & vertueux Lideric retourna dans l'azile qu'il avoit
choisi lui-même.

Le Roi avoit déja appris la
triste fin d'Hermangarde, sans
en avoir sçu le détail : il fut
surpris de voir arriver si promptement le Comte de Flandres ;
mais Grimoald l'informa de
tout ce qui s'étoit passé à la mort
de cette Princesse, & les moïens
dont il s'étoit servi pour retirer
son Maître du désespoir, dans
lequel il étoit plongé. Dagobert
le loua de son zéle, & après
avoir embrassé le jeune Lideric,
& témoigné sa sensibilité pour
la perte qu'il venoit de faire,
il l'assura, les larmes aux yeux,
que quelques perquisitions
qu'on eût pû faire jusqu'à ce
moment dans les Provinces les
plus reculées du Roïaume, il

B vj

avoit été impoſſible de décou‑
vrir la retraite des raviſſeurs de
Rotilde ; & qu'il commençoit
à craindre de n'y pouvoir réuſſir.
J'ignore, Sire, interrompit le
jeune Comte, ſi le Ciel ne ſe‑
condera pas la juſtice de ma re‑
cherche, mais du moins je puis
proteſter à votre Majeſté que
j'irai, s'il le faut, juſqu'au bout
de l'Univers : je fais ſerment de
ne jamais prendre de repos que
je n'aye ſacrifié à ma juſte co‑
lere les deux indignes Comtes
qui retiennent dans l'eſclavage
la ſœur de mon illuſtre bien‑
faiteur , & la Princeſſe que
j'adore. Quand même ces mo‑
tifs ne ſeroient pas ſuffiſans
pour les pourſuivre juſqu'aux
extrêmités du monde ; jugez,
Sire, ce que la nature doit me
ſuggerer : ce ſont ces barbares
qui viennent de m'enlever une

mere infortunée. Ils ont eu la
baſſeſſe de me le faire ſçavoir
par une lettre anonyme. Tout
leur ſang peut à peine ſuffire à
ma vengeance.

Le jeune Lideric étoit ſi
tranſporté de fureur, qu'il ne
conſentit qu'à regret à la volonté du Roi qui l'obligea de
ſéjourner à la Cour : mais dès
le lendemain, s'étant informé
de la route que les deux Comtes
avoient ſuivie dans leur fuite,
il s'y abandonna avec toute l'ardeur d'un amant furieux, &
d'un fils outragé.

Grimoald & ſes Ecuyers
avoient peine à ſupporter & à
partager les fatigues qu'il ſe
donnoit : le moindre hameau,
les maiſons les plus deſertes
étoient viſités avec un ſoin extrême. Enfin rien n'échapoit à
la vigilence de Lideric : mais

grand Dieu! qu'auroit-il fait fi la fortune ne l'avoit fecondé: il étoit écrit que la belle Rotilde devroit fa délivrance à l'illuftre époux que le Roi & fon cœur lui avoient choifi. Auffi pour remplir cet heureux fort, le jeune Comte fe trouva au bout de quelques jours fur les frontieres de la Toringe, communement appellée de nos jours la Lorraine. Ce fut là que ne fçachant quel parti prendre, il fe trouva une nuit dans un Village éloigné des grands chemins, & s'étant arrêté à une Auberge, il demanda fi l'on pouvoit lui donner une chambre pour y attendre le jour: on lui répondit qu'en toute cette maifon il n'y en avoit qu'une à deux lits, dans l'un defquels étoit un jeune homme qui devoit partir de ce lieu extrêmement matin, &

qu'ainſi on ne pouvoit lui offrir
que le lit vaquant. Le Comte
de Flandres l'accepta ſans balancer, & s'y jetta tout ha-
billé, laiſſant Grimoald & ſes
Ecuyers dans une ſalle baſſe de
cette maiſon.

D'abord mille réflexions oc-
cuperent ſon eſprit : mais enfin
l'exceſſive fatigue qu'il ſe donnoit le conduiſit inſenſiblement
au ſommeil qui peut être auroit
été de plus longue durée, ſi le
jeune homme, s'étant apperçu
de la venuë du ſoleil ; n'eût fait
quelque bruit en ſe levant. Le
Prince de Dijon ſe réveilla en ſur-
ſaut; comme il faiſoit déja grand
jour, il jetta les yeux par hazard
au travers des fentes de ſes ri-
deaux ſur celui qui avoit paſſé
la nuit auprès de lui. D'abord
ſon viſage ne lui parut point inconnu ; il chercha quelque tems

à s'en rappeller le souvenir. En=
fin les traits de cet Etranger le
frapperent: il le reconnut pour le
même Page qui lui avoit rendu
le faux billet de la Princesse, &
par lequel il s'étoit livré à l'in-
signe trahison dont j'ai parlé.

Lideric comprit d'abord
toute la conséquence d'une pareille découverte, & pour n'en
point perdre le fruit, il se jetta
promptement à terre, & mettant l'épée à la gorge du jeune
Anaxandre, (car en effet c'é-
toit lui-même ;) Traître lui dit-
il, il faut mourir. Reconnois-
moi, je suis Lideric, que ta
lâche fourberie a conduit aux
portes du tombeau. Rien ne
peut te soustraire à ma vengeance, que l'aveu du lieu où se
retirent actuellement mes lâches
assassins, & les ravisseurs de ma
Princesse. A ces mots mena-

çants, le Page pénétré de fraïeur, se laissa tomber tout tremblant aux pieds du Prince, où après avoir resté un moment pour reprendre ses esprits, il lui avoua que sa fidélité avoit été corrompuë par les deux Comtes ; mais que ce qui devoit l'étonner encore d'avantage, étoit que Regnatrude qu'il croyoit dans le fond d'un Monastere à pleurer ses crimes, étoit la cause de tous ses malheurs. Enfin Anaxandre après avoir demandé mille fois à Lideric un généreux pardon : Je puis, Seigneur, continua-t-il ; réparer en un moment tous mes crimes. Si vous voulez oublier mes fautes, & m'accorder vos bontés, je vais par ma franchise vous donner la premiere preuve de mon repentir. Sçachez, Prince, ajoûta-t-il, que Regnatrude furieufe du malheur que vous lui avez caufé, s'eft liée d'intérêt avec les deux Comtes qu'elle a fçu être vos rivaux. Ce font eux qui vous firent dreffer le piege dans lequel vous tombâtes par mon miniftere. Ce font eux qui ont enlevé la Princeffe ; & ce font eux enfin qui viennent d'immoler Hermangarde à leur fureur. Je ne connois que trop leur perfidie, reprit brufquement le Comte de Flandres, mais je ne veux fçavoir préfentement que le lieu où l'on retient Rotilde, & le moyen de la délivrer. Je puis encore fur cela, Seigneur, vous donner toutes les explications que vous defirez. Pendant le regne de votre ennemie, toute la Cour ignoroit la liaifon particuliere qu'elle avoit avec Amerie, dont la

fauſſe vertu ſéduit tout le monde. Elle diſſimula avec adreſſe,
l'intérêt qu'elle prenoit à la fortune de la Reine, dans le tems
même qu'elle fut éxilée. Cependant elles convinrent enſemble
de tout mettre en uſage pour
ſe venger. Amerie laiſſa Regnatrude maîtreſſe abſoluë d'un
Château qu'elle a à quelques
lieuës d'ici, & dans lequel on
retient la Princeſſe, ſœur de
Dagobert ſans crainte de la perdre, puiſque perſonne ne s'eſt
aviſé juſqu'à ce moment de faire
la recherche dans cette maiſon
par la haute réputation que la
maîtreſſe s'eſt acquiſe à la Cour.
O Ciel, interrompit le Comte
de Flandres, je pourrai donc
délivrer Rotilde. N'en doutez
pas, reprit Anaxandre, & ſi
vous daignez vous fier à ma foi,
avant la fin de cette journée,

je remettrai Rotilde entre vos
mains. Ami, lui répondit Lideric, quoiqu'il soit téméraire
de se livrer à ceux que l'expé-
rience a déclarés indignes de
confiance, je ne laisse pas de
m'abandonner à la flâteuse es-
pérance que tu me fait concevoir. Tu peux tout attendre de
moi, si tu me mets à portée
d'exécuter ce que tu m'offre.
Anaxandre réitera avec mille
serments au Comte, ce qu'il
venoit de lui promettre ; & Lideric transporté ayant appellé
Grimoald, lui raconta l'heureuse
& surprenante découverte qu'il
venoit de faire, & tout ce qui
venoit de se passer entre le Page
& lui.

Grimoald qui craignoit que
les promesses d'Anaxandre ne
couvrissent quelques nouveaux
pieges, lui demanda de quelle

façon il prétendoit s'y prendre
pour tenir au Prince ce qu'il lui
promettoit. Rien ne m'eſt plus
facile , Seigneur , lui répondit
le jeune homme , la Princeſſe
eſt dans un Château aſſez près
d'ici ſous une aſſez foible garde,
& comme je viens de le raconter au Prince , perſonne juſqu'à
préſent ne s'eſt aviſé d'y faire
la recherche , à cauſe de la
haute réputation de la maîtreſſe
de cette maiſon , qui ſous le
maſque de l'hypocriſie , trompe
toute la Cour. J'ai la clef d'une
porte du Parc qui donne dans
la campagne. Comme étant
le ſeul en qui Regnatrude ſe
confie , j'entre & je ſors preſque
tous les jours par cet endroit;
pour acheter les proviſions néceſſaires aux Princeſſes. Je vous y
introduirai à l'heure que Regnatrude & Rotilde s'y promenent

seules ; & vos chevaux étants
à la porte , il vous sera facile
d'enlever la Princesse. L'exécution en sera d'autant plus aisée,
que le Comte de Poitiers n'y
est pas , & ne doit revenir que
demain, il est allé se munir d'une
voiture commode pour con-
duire les deux Princesses dans
les Pays étrangers. Le seul Parthenai est dans cette maison ,
& comme Rotilde le traite
avec le dernier mépris , il est
rarement avec elle , ainsi je ne
prévois aucun obstacle dans le
dessein que j'ai formé. Il est
vrai , lui répondit Grimoald ,
que de la façon dont vous nous
détaillez ce projet , il ne peut
manquer de réussir , mais comme vous devez être suspect au
Prince par l'horrible trahison
dont vous êtes coupable envers
lui , il doit agir avec précau-

tion. Je lui conseille donc de
vous suivre à l'endroit que vous
nous indiquez, nous entrerons
tous les trois dans le Parc, nous
laisserons la porte ouverte, &
les Ecuyers du Prince la gar-
deront, prêts à nous secourir
en cas que nous soyons atta-
qués. Mais jeune homme, poursuivit Grimoald en le regardant
fixement, prenez bien garde
au serment que je vais faire. Je
jure par tout ce qu'il y a de plus
sacré dans notre auguste Religion, que si vous nous conduisez dans quelque embuche, je
vous enfoncerai le poignard
dans le sein. Vous le pouvez
sans peine, lui répondit Anaxandre, avec une sérénité de
visage qui témoignoit assez la
droiture de ses intentions. Je
me soûmets sans murmure à l'ar
rêt que vous venez de pronon-

cer, mais auffi continua-t-il ,
fi je fais réuffir le Prince dans
fes deffeins , il faut qu'il oublie
mon forfait , & qu'il me donne
fuivant fa promeffe quelque part
dans fa confiance. On peut juger
qu'à ce difcours , Lideric re-
nouvella les affûrances qu'il fembloit exiger pour fuivre de point
en point les idées du Page.

Le Comte de Flandres paffa
la plus grande partie du jour
dans la maifon où il avoit couché avec une impatience dont
il eft facile de fe faire une peinture. Anaxandre qui s'apperçut de fon inquiétude , & qui
vouloit à quelque prix que ce
fût, lui prouver fon zele & fon
repentir , lui propofa de lui raconter avec exactitude les principaux événemens de la vie de
Regnatrude. Le Prince qui
n'avoit rien de mieux à faire ,

fe

se prépara à lui donner audian-
ce ; & l'ayant fait asseoir auprès de Grimoald, Anaxandre
commença son récit en ces termes.

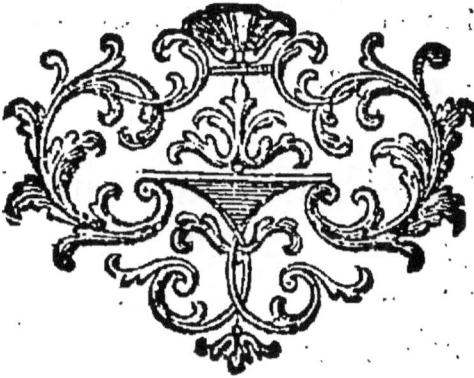

HISTOIRE

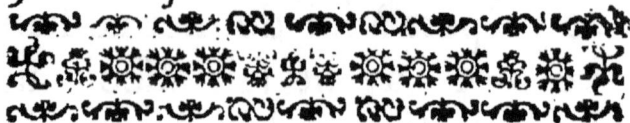

DE REGNATRUDE,
du Comte de Blois, d'Ame-
rie, de Poitiers, & d'Ana-
xandre.

L A baſſeſſe de la naiſſance, & le défaut d'éducation, ajoutent ordinairement aux inclinations corrompuës qu'on a reçû de la nature. Regnatrude, Seigneur, dut le jour à des parents plus mépriſables encore par leurs vices, que par l'obſcurité de leur condition. Où auroit-elle pris les ſemences de la vertu ? Sa famille lui en offroit peu d'exemples, & l'éducation ne corrigeant point le

penchant qui l'entraînoit vers
le vice, elle s'y livra dès qu'elle
put le connoître. Il est vrai,
Seigneur, & vous en avez jugé
par vous-même, qu'on voit peu
de femmes d'une beauté aussi
réguliere que la sienne, & d'un
esprit aussi vif. Si le Ciel qui
lui accorda ces deux perfec-
tions y avoit joint l'amour de
la vertu & de l'humanité, malgré la médiocrité de sa naissance, elle eût sans doute mérité
le rang où Dagobert l'avoit é-
levée. Je sçai que l'on peut me
reprocher avec justice, que connoissant tous ses vices, je devois
fuire une Princesse aussi dan-
gereuse : hélas, j'y fus entraîné par une force superieure.
Quoiqu'il en soit, Regnatrude
avoit à peine seize ans, que
le Comte de Poitiers, chargé
de quelques importantes négo-

ciations avec le Comte de Blois
de la part de Clotaire ſecond,
arriva par hazard près du Bourg
où Regnatrude avoit pris naiſſance.

Mais, Seigneur, avant de
vous raconter l'avanture ex-
traordinaire qui donna lieu à
la connoiſſance de ce Comte
& de la Reine répudiée, permettez-moi de m'interrompre
un moment pour vous apprendre-
dre ce qui ſe paſſoit pour lors
à la Cour d'Enguerand, Comte
de Blois; cette petite digreſ-
ſion eſt abſolument néceſſaire
pour la ſuite & l'intelligence
de cette Hiſtoire.

Le Comte de Blois, quoi-
que dans un âge mur, étoit
d'une compléxion tendre, &
pour avoir la liberté de s'y
livrer ſans contrainte, il n'avoit
jamais voulu ſe remarier. Tel

que je le réprefente il eft aifé
d'imaginer qu'il eut plufieurs
Maîtreffes, mais aucunes n'a-
voient pu fixer fon cœur : la
feule Amerie, qui retient actuellement Rotilde dans fon Château, fembloit avoir arrêté fon
inconftance. Cette femme, dont
je n'oferois parler qu'avec ref-
pect, quoi que je fçache qu'elle
ne mérite tant de retenue que
de moi feul ; cette femme, dis-
je, étoit née fujette du Comte,
& tant par fa beauté que par
fon efprit fouple & artificieux,
elle étoit parvenue à fe rendre
maîtreffe abfolue du cœur &
des volontés de fon Souverain.
Elle le gouvernoit avec un Em-
pire qui tenoit de la tyranie ;
tout fléchiffoit fous fes loix, &
tandis qu'Enguerand s'amufoit
à depeupler les Forêts pro-
chaines des animaux féroces ;

C iij

Amerie à la tête du Conseil, disposoit souverainement des affaires les plus importantes.

Un jour que, suivant cet usage, le Comte étoit à la chasse, le pere de Regnatrude & son aimable fille se présenterent au Conseil pour demander justice sur quelques torts qui leur avoient été faits. Amerie, après avoir écouté leurs plaintes, leur refusa leurs demandes & les rebuta avec tant de hauteur, que la jeune Regnatrude ne pouvant supporter cet outrageant mépris, Si mon pere avoir suivi mon conseil, s'écria-t'elle le plus haut qui lui fut possible en s'adressant à Amerie, il se seroit bien gardé de venir demander justice à qui n'en a jamais connu que le nom, & que l'iniquité seule à placée dans un poste d'où la vertu s'eft éloignée de celle qui l'occupe. Ce difcours hardi étonna toute l'Affemblée : Amérie outrée de fureur, fit faifir la jeune Regnatrude par fes Gardes, & la fit conduire ignominieufement dans une des prifons de la Ville.

Cette avanture fit beaucoup de bruit, & ne tarda pas de venir aux oreilles du Comte de Blois. Amerie ne le vit pas plûtôt de retour de la chaffe, que toute éplorée, elle alla lui raconter l'infulte qu'elle avoit reçue & le châtiment qui l'avoit fuivi. Enguerand fut étonné de la hardieffe d'une fille qu'on lui dépeignoit dans un âge fi tendre : il s'en fit faire le portrait par ceux qui s'étoient trouvés préfens à cette action; & la peinture qu'on lui en fit, lui fit naître la curiofité de la voir;

& ſans en rien communiquer à
Amerie, il ſe fit amener ſecre-
tement la jeune Regnatrude. Il
fut frappé de ſa beauté & enchanté de ſon eſprit ; ſon cœur
commença dès ce même inſtant
à s'intereſſer pour tant de charmes ; la premiere preuve qu'il
lui en donna, ce fût de rompre
ſes chaînes ; mais comme il
craignoit l'emportement d'A-
merie ; après avoir accablé Regnatrude de préſents & de ca-
reſſes, il la fit reconduire chez
ſes parens avec un ſi grand ſecret, que ſa jalouſe maîtreſſe
fut quelques jours ſans pénetrer ce myſtere. Peur-être même l'eut elle ignoré plus long-
tems ſi la froideur d'Enguerand
n'eut aidé à le découvrir.

En effet, ce Comte ſe ſentit
ſi vivement épris des charmes
de Regnatrude, qu'il ne ſon-

geoit nuit & jour qu'aux moïens
de lui faire occuper la place de
sa rivale. Amerie peu accoû-
tumée aux manieres froides &
réservées de son amant, se douta
sans peine que quelque nouvel
attachement les faisoit naître. La
rage, la jalousie & la crainte lui
firent chercher avec tant de
soin la cause de son malheur,
qu'enfin elle apprit l'évasion de
Regnatrude, & les préfens dont
le Comte de Blois l'avoit com-
blée. Son premier mouvement
fut l'emportement & la fureur ;
mais la réflexion lui fit bientôt
connoître que trop d'éclat hâ-
teroit sans doute le triomphe
de sa rivale, & qu'Enguerand
charmé du pretexte qu'elle
pourroit lui fournir, l'éloigne-
roit de la Cour pour y placer
la jeune Regnatrude. Cette idée
qui lui parut vrai-semblable, &

qui l'étoit en effet , lui fit dé-
guifer fon défordre avec tant
d'art , que le Comte de Blois
n'en put rien démêler : mais
comme l'amour d'Enguerand
étoit parvenu à un tel excès
qu'il ne pouvoit plus s'en rendre
le maître , il réfolut de faire enlever Regnatrude & de lui donner publiquement à fa Cour le
rang qu'y confervoit Amerie
depuis fi longtems. Mais, Seigneur , admirez avec moi l'inconftance de la fortune. La
haine & la jaloufie infpirerent
à l'amante méprifée le même
deffein que l'amour avoit fait
concevoir au Comte de Blois :
Amerie envoïa trois hommes
déguifés pour s'affurer de Regnatrude & la conduire dans
les païs étrangers. Ils partirent
fecretement de la Cour pour
éxécuterponctuellement le pro-

jet & les ordres de leur Maîtreffe, tandis que le Comte de
Blois de fon côté envoïa un
pareil nombre de gens affidés
pour s'affurer de fa nouvelle
conquête.

Les uns & les autres arriverent par des chemins differents
au Bourg où demeuroit Regnatrude. Comme ils logerent dans
un quartier oppofé, ils ne purent fe rencontrer ; d'ailleurs ils
prenoient tant de foin de ce
cacher qu'ils ne purent fe découvrir : le hazard feul les raffembla de la façon du monde la
plus finguliere. Ils avoient épié
leur proye avec tant de foin
qu'ils remarquerent que Regnatrude, à une certaine heure,
fortoit feule du Bourg où elle demeuroit, & alloit fe promener
dans une prairie affez éloignée
de fa maifon. Ils prirent donc

tous les ſix la réſolution de l'enlever en cet endroit pour éviter
l'éclat, & choiſirent le même
jour pour éxécuter leur coupable réſolution.

Regnatrude, ſuivant ſa cou-
tume ſe promenant un ſoir, vit
tout & à coup fondre ſur elle
trois hommes maſqués qui la
ſaiſirent avec violence , & la
voulurent mettre en croupe
derriere l'un d'eux. Sans doute
ils en ſeroient venus à bout
malgré ſes cris & ſa réſiſtance,
ſi les trois autres hommes ne
fuſſent arrivés pour détourner
cette action. Les premiers, qui
s'apperçûrent de cette oppoſition , voulant gagner ce qui
leur avoit été promis pour l'enlevement de Regnatrude , atta-
querent les trois nouveaux arrivés avec beaucoup de fureur ,
ceux-ci animés du même eſpoir

les reçûrent avec la même animofité. Enfin, Seigneur, ils
commencerent entre eux un
combat, qui fuivant les apparences devoit leur être également funefte, tandis que Regnatrude cherchoit fon falut
dans la fuite. A peine con-
noiffoit-elle la route qu'elle
tenoit, tant la peur s'étoit em-
parée de fon ame : il y avoit
même apparence que les fix
combattans la voyant fuir, al-
loient fe réunir pour courir
après elle. Sa maifon étoit trop
éloignée pour ofer fe flatter d'y
pouvoir arriver fans être prife de
nouveau : cette penfée la faifoit
trembler ; quand fa bonne fortune lui fit rencontrer un Chevalier bien armé fuivi d'un
Ecuyer qui paroiffoit vouloir
aller coucher dans le même
Bourg. Regnatrude fans hé-

fiter, implora toute en larmes
fon affiftance, & lui raconta en
peu de mots le malheur qu'elle
venoit d'éviter. L'Inconnu, qui
n'étoit autre que le Comte de
Poitiers, trouvant cette jeune
perfonne extrêmement à fon
gré, réfolut de contenter tout
à la fois fa paffion naiffante &
fa générofité ; pour cet effet
l'aïant mife en croupe fur fon
cheval, il s'éloigna à toute
bride de cet endroit, & ne voulant pas la remettre chez fon
pere, il fe rendit au commencement de la nuit dans un petit
hameau éloigné des grands
chemins. Ce fut là qu'après
avoir fait mettre au lit cette
jeune fille, il lui demanda avec
cet empreffement que l'amour
commence d'infpirer, le motif du malheur qu'elle venoit
d'éviter. Regnatrude qui avoit

eu le tems de se remettre, lui
raconta son avanture avec Amerie, & finit en assurant le Comre
de Poitiers qu'elle ne doutoit
pas que ce ne fût cette dange-
reuse femme qui l'eût voulu
faire enlever.

Cependant ces trois derniers
inconnus qui étoient arrivés si
à propos pour détourner cette
violence, sembloient la jetter
dans quelque irresolution. Toute autre que Regnatrude, &
sur tout dans un âge aussi tendre,
n'auroit jamais pû debrouiller
ce cahos, mais sa vivacité &
ses réflexions lui firent deviner
juste : elle en fit part à Poitiers,
& appuya sa pensée de raisonnemens si vrai-semblables, que
le Comte en demeura persuadé :
il admira sa pénétration, son a
mour en redoubla ; il lui jura
mille fois qu'il répandroit jus-

qu'à la derniere goute de ſon
ſang pour la deffendre ; &
qu'enfin ſi elle vouloit ſe confier à ſa foi, il la mettroit en
lieu où elle ſeroit pour jamais
à l'abri des fureurs d'Amerie &
de l'amour d'Enguerand. Cette
propoſition qui auroit dû ef-
frayer Regnatrude, produiſit
un effet tout contraire, elle remercia le Comte, & l'aſſura
qu'elle le ſuivroit au bout du
monde. Cette proteſtation char-
ma le Comte ; il l'en remercia
dans les termes les plus tendres:
mais comme il falloit ſe rendre
à Blois pour éxécuter les ordres
du Roi, il partit dès la pointe
du jour après avoir pris toutes
les meſures poſſibles, pour que
ſa nouvelle conquête fût en
ſureté. Il lui laiſſa ſon Ecuyer:
en un mot il n'oublia rien pour
lui faire ſupporter patiemment

le tems de son absence. Toutes
ces précautions eurent l'effet
qu'il en esperoit. Regnatrude
attendit quinze jours le retour
de son nouvel amant, & les
passa aussi commodement que
le lieu pouvoit le permettre.

Pendant ce tems le Comté
s'étoit rendu à Blois ; où après
avoir terminé sa négociation
avec Enguerand, il s'informa
avec adresse de ce qui pouvoit
regarder l'avanture de sa jenne
maîtresse ; mais il eut beau chercher à pénétrer ce mystere il ne
put en rien démêler. En effet
personne n'en avoit connoissance, & ce ne fut que long-
tems après qu'il sçût que les six
ravisseurs, après avoir manqué
leur coup, en étoient venu
rendre separement compte à
leur maître, & avoient causé
par leur rappott une rupture

éternelle entre l'amant & la maîtreſſe, s'étant imaginés l'un & l'autre qu'ils ſe déguiſoient la verité, & que Regnatrude étoit entre leurs mains. Tout ce que put découvrir pour lors le Comte de Poitiers fut qu'Enguerand avoit chaſſé Amerie de la-Cour, & que l'on en ignoroit le véritable ſujet. Poitiers donc ne pouvant rien apprendre de plus particulier, ſe détermina à partir de Blois pour aller rejoindre tout ce qui flattoit pour lors ſon cœur & ſon eſprit.

Il ſe préparoit à monter à cheval, lors qu'un jeune homme de fort bonne mine lui demanda la permiſſion de l'entretenir en particulier. Le Comte, qui malgré ſes mauvaiſes qualités, eſt aſſez généreux, céda ſans peine à l'empreſſement de l'inconnu, qui lui conta que les

mauvais procedez de ſes parents le déterminoit à les quitter pour jamais, & qu'il bornoit
pour lors tous ſes vœux à s'attacher à ſon ſervice pour le reſte
de ſa vie. Ce petit compliment
fut prononcé de ſi bonne grace,
& la figure de l'inconnu étoit
ſi prévenante, que le Comte
de Poitiers lui accorda avec
plaiſir ce qu'il paroiſſoit ſouhaiter avec tant d'empreſſement.
Il le prit donc en qualité d'E-
cuyer, & deux heures après il
monterent à cheval pour ſe
rendre au hameau où Regnatrude attendoit avec impatience
le retour du Comte.

Pendant le court trajet que
Poitiers avoit à faire pour s'y
rendre, le nouvel Ecuyer en-
tretint ſon Maître avec tant
d'eſprit & de vivacité, que le
Comte ne pouvoit aſſez ſe

louer de cet heureux effet du
hazard. Il y arriverent enfin au
commencement de la nuit : jamais Regnatrude n'avoit ſenti
un plaiſir plus vif que celui
qu'elle gouta pour lors. Les
tranſports des deux amants furent égaux : l'amour & la re-
connoiſſance avoient déja bien
fait du chemin dans le cœur
de la Reine. Le Comte con-
vint avec elle que le lendemain
ils s'éloigneroient du lieu où ils
étoient pour lors, & ſe ren-
droient à Paris; mais une cruelle
cataſtrophe à laquelle, Seigneur, vous ne ſçauriez vous
attendre, arrêta ce projet.
Le Comte de Poitiers après
quelques heures de converſation tendre & délicate avec
Regnatrude, la quitta un inſtant pour aller donner ſes ordres pour leur départ. Pendant

ce tems le nouvel Ecuyer du
Comte, qui fans doute épioit
l'éloignement de fon Maître,
entra dans la Chambre de la
Reine, & fermant la porte fur
lui : Regnatrude, lui dit-il, reconnois moi, je fuis Amerie ;
c'eft toi qui eft la caufe de
mon malheur, ce font tes funeftes attraits qui me préci-
pitent dans l'abime où je me
vois : je fçai que tu es la caufe
innocente de mes difgraces ;
mais comme enfin c'eft toujours toi que j'en dois accufer,
il faut que ta mort ou la mienne
les termine pour jamais. En
achevant ces mots la furieufe
Amerie tira l'épée qu'elle por-
toit à fon côté & s'avança fur
Regnatrude pour lui percer le
fein ; mais cette jeune fille dont
le courage eft au-deffus des
perfonnes de fon fexe, s'ap-

perçût à propos que le Comte
de Poitiers avoit laiffé fon épée
dans cette Chambre : elle s'en
empara donc promptement &
fe mit bien-tôt en état de deffendre fa vie. Comme ces deux
ennemies étoient animées d'une
égale fureur, elles fe précipiterent l'une fur l'autre fans aucunes précautions, & fe porterent
toutes deux à la fois un fi grand
coup d'épée qu'elles tomberent
chacune de leur côté fans connoiffance & baignées dans leur
fang. Le bruit qu'elles firent
par leur chute fut fi grand que
le Comte de Poitiers qui n'é-
toit pas éloigné en fut effrayé ;
il monta précipitament dans la
chambre de fa maîtreffe. Que
l'on s'imagine s'il eft poffible
quel fût fon étonnement à l'affreux fpectacle qui fe préfenta
pour lors à fes yeux ; il en de-

meura immobile : cependant
rappellant toute la force de son
esprit, il porta Regnatrude sur
son lit, & avec l'aide de son
premier Ecuyer, il essaya d'é-
tancher le sang de sa playe, &
de lui faire reprendre la connoissance : il y réussit enfin mais
avec une peine extrême.

Pendant ce tems-là la malheureuse Amerie étendue sur
le plancher sans secours, étoit
prête de rendre l'ame, & seroit
morte en effet dans cet état,
si la fureur du Comte de Poitiers n'avoit travaillé pour elle.
Cet amant désesperé ne se fut
pas plûtôt apperçu que la personne qu'il adoroit avoit repris
ses sentimens qu'il se tourna
vers son assassin dans le dessein
peut-être de la venger, mais le
cruel état où il le vit lui en ôta
l'idée ; cependant voulant cher-

cher à démêler quel avoit été
le but de ce perfide jeune homme, il s'approcha de lui & dé-
boutonna son habit pour lui
donner de l'air. Que devint-il,
Seigneur, quand il s'apperçût
que cet Ecuyer prétendu étoit
une femme. La compassion
jointe pour lors à l'indignation,
& prenant Amerie entre ses
bras il la porta sur un autre lit
qui étoit dans cette chambre,
il appella ses Ecuyers, & avec
leur secours il parvint à rendre
à cette malheureuse femme le
même service qu'il avoit rendu
à Regnatrude.

Il ne l'eut pas plûtôt remarqué, qu'avec un visage où la
fureur étoit naïvement dé-
peinte : Parle barbare, s'écria-
t'il, qui peut t'avoir excité à
commettre le crime affreux
dont je suis le malheureux
témoin,

témoin. Quelle rage t'anime ?
& qui t'a forcé de répandre le
fang de l'infortunée Regnatrude. A ces mots preffans a
vindicative maîtreffe du Comte
de Blois , regardant Poitiers
avec des yeux où la mort fembloit fe lire : Je fuis Amerie,
lui dit elle d'une voix baffe ; fi
Regnatrude t'a raconté fon
avanture , ce mot doit juftifier
mon action. Effectivement, Seigneur , ce nom n'eût pas plûtôt
frappé l'oreille du Comte qu'il
n'en voulut pas fçavoir davantage. Il fe rapprocha du lit de
la Reine pour s'informer de
l'état d'une fanté d'où dépen-
doit fa propre vie : il la trouva
affez tranquille ; mais comme
les fuitesd'une bleffure auffi dan-
gereufe pouvoient être à craindre , il envoïa à la Ville la plus
prochaine chercher du fecours,

Partie II. D

& se livra pendant ce tems aux transports d'une passion violente, lors qu'Amerie que Poitiers avoit negligé depuis qu'elle s'étoit declarée, fit un grand cri & appella le Comte à son secours. Il ne se fut pas plûtôt approché d'elle avec assez d'empressement, que cette femme lui serrant la main ; Si tu es généreux, lui dit-elle, arrache moi la vie, ou aide moi à la donner au malheureux enfant dont je vais accoucher. Dans quel nouvel embarras ce discours imprévû ne jetta-t'il point le Comte? Cependant comme le tems pressoit, il voulut bien se prêter à une fonction indigne de lui, & par le secours de son hôtesse qu'il appella à propos, Amerie fut délivrée d'un fardeau dont sa blessure avoit avancé le terme. Je suis,

Seigneur, ce malheureux fruit
d'un amour criminel , & cet
aveu doit d'autant plus vous
porter à oublier mes perfidies ,
que j'y fus contraint par la nature dans un âge trop tendre
pour en pouvoir imaginer les
dangereuses conséquences. Pardonnez-moi cette legere in-
terruption , elle est naturelle ,
& jusque-là votre cœur généreux me la pardonne.

Quelque tems après ma naiffance, le Chirurgien arriva. Il
visita les blessures des deux ennemies , & leur ayant appliqué
le premier appareil , il assûra
le Comte que leurs playes n'é-
toient point mortelles , & qu'a-
vec beaucoup de tems & de
foins, elles seroient gueries parfaitement. Poitiers fut charmé
de cette nouvelle , & pour engager le Chirurgien à ne les

pas abandonner, il lui donna
une fomme confidérable, & lui
en promit encore autant après
leur entiere guérifon.

On me chercha une Nou-
rice dans les environs, qui par
l'efpoir d'une groffe récom-
penfe, vint s'enfermer avec ma
mere, & m'y nourrit près de
trois mois. Tout cela fe paffa
avec un fi grand fecret, que
la Païfanne chez laquelle nous
demeurions, fut la feule qui
en eut connoiffance; le Comte de Poitiers trouva dans les
habits de ma mere, des pierreries d'un prix immenfe, ainfi
nous ne devions manquer de
rien.

Cependant le Comte fut forcé de nous abandonner pendant quelques tems : il falloit
aller rendre compte au Roi de
la commiffion dont il l'avoit

chargé. Ce fut avec une peine extrême qu'il s'y résolut; son amour étoit augmenté par la blessure de Regnatrude, il lui trouvoit tant de courage & de force d'esprit, qu'elle étoit devenuë l'idole de son cœur; en effet, Seigneur, cette adroite fille qui vouloit s'assujettir entierement l'esprit de son amant, lui fit voir en lui disant adieu, une grandeur d'ame qui acheva de l'enchanter: elle le pria donc de pardonner à Amerie, & d'ordonner qu'on eût le même soin de sa Rivale que d'elle-même. Elle fit plus, la proximité des deux lits lui donnant la liberté de l'entretenir commodément: Amerie, lui dit-elle, je devrois vous haïr, non seulement vous avez troublé mon bonheur, mais vous avez encore attenté sur ma vie; cependant je vous par-

donne, & je ne vous demande
pour le prix de mon amitié que
je vous offre, qu'un retour fin-
cere & un généreux oubli dés
maux que je vous ai faits malgré
moi.

Ma mere qui ne s'attendoit
pas à un difcours qu'elle méritoit fi peu, en fut frappé d'é-
tonnement & de reconnoif-
fance. Ah! Regnatrude, s'é-
cria-t-elle, puis-je me pardonner d'avoir voulu percer un
cœur auffi généreux que le
vôtre? C'en eft fait, continua-
t-elle, je perds mon reffentiment
par un exemple fi noble & fi peu
attendu, & je vous vouë dès
cet inftant un attachement éternel. Le Comte de Poitiers qui
fe trouva préfent à cette converfation, en fut furpris au dernier point. Après en avoir témoigné fon admiration à fa

jeûne maîtreffe dans les termes
les plus tendres, il fe tourna
vers Amerie, & lui promit de
s'intéreffer dorénavant pour elle
jufqu'au dernier moment de fa
vie, puifque Regnatrude lui en
impofoit la loi. En effet depuis
ce tems, ces deux ennemies ré-
conciliées furent traitées avec
un foin égal par les ordres du
Comte, qui fut enfin contraint
de partir pour Paris.

Il rendit compte au Roi de
fa négociation, & preffé par
fon amour, il étoit à la veille
de fon rétour, lorfque la nouvelle de la défaite de Dagobert
par Bertholde Duc des Saxons,
arrêta malgré lui fon impatience.
Clotaire fut fi outré de l'affront
que fon fils venoit de recevoir
dans la Plaine de Thoringe,
qu'il raffembla avec une diligence incroyable fon armée dif-

persée ; & se mettant à la tête
de toute la Noblesse de France,
il se rendit à grandes journées
sur les bords du Rhin pour se
joindre à Dagobert.

Le Comte de Poitiers étoit
d'une naissance & d'un courage
trop distingué , pour ne point
suivre un chemin que l'honneur
& ses exploits lui prescrivoient.
Il n'eut donc que le tems d'en-
voyer son Ecuyer à Regnatrude,
pour l'informer par la lettre du
monde la plus touchante d'un
événement si contraire à ses vœux
les plus ardens. La Reine fut
inconsolable de cette nouvelle ;
elle en fit part à ma mere, ces
deux personnes s'étoient trouvées tant de conformité dans
l'esprit & dans le caractere ;
qu'elles s'étoient effectivement
liées d'une amitié , qui vrai-
semblablement durera autant

que leurs vies. Amerie fut fenfible au dernier point au malheur imprévu que fon amie lui
annonçoit ; mais dans une pareille conjonéture , le courage
& la patience étoient les feuls
remedes qu'on pouvoit y apporter. Il eft naturel de penfer
que le propre intérêt d'Amerie
fe trouvoit un peu mêlé dans
la jufte douleur qu'elle témoignoit à Regnatrude , elle ne
fçavoit plus que devenir , &
le feul Poitiers étoit fon unique
foûtien.

Quoiqu'il en foit , nous ref-
tâmes près de trois mois dans
la miférable habitation que le
hafard nous avoit donnée , at-
tendant avec impatience la fin
de la campagne. Mais Seigneur,
que devinrent Regnatrude &
Amerie , lorfqu'elles apprirent
par une lettre que l'Ecuyer du

D v

Comte leur écrivoit de sa part, que sur les bords du fleuve Weser, il s'y étoit donné une bataille sanglante dont Clotaire avoit eu tout l'avantage, mais que le Comte de Poitiers y avoit été blessé si dangereusement, qu'on avoit été contraint de le transporter dans un Château voisin, où les Chirurgiens les plus expérimentés ne répondoient pas de sa vie. L'Ecuyer finissoit en exhortant Regnatrude de venir elle même par sa présence calmer l'impatience de son maître & hâter sa guérison.

Il n'en falloit pas tant à la tendre Regnatrude : elle prit son parti sur le champ & comme ses forces étoient entiérement rétablies, elle se mit en état de satisfaire son amour & sa vivacité ordinaire. Amerie

qui n'avoit plus ni apui ni ami,
accepta fans balancer le parti
que lui offroit Regnatrude de
partir avec elle ; ainfi ces deux
amies après avoir laiffé ce qu'il
falloit pour ma nourriture, fe
rendirent en diligence à Paris.
La Reine s'y munit d'un habit
d'homme & de deux excellents
chevaux, & dès le lendemain
elle prit à grandes journées le
chemin du Château qui retient
aujourd'hui, Seigneur, votre
belle Princeffe en efclavage.

Les deux nouvelles Amazones y arriverent fans obftacle. Elles y trouverent le
Comte dans un état fi cruel,
qu'on attendoit à chaque moment le dernier de fa vie ; mais
la préfence de Regnatrude produifit ce que l'art des Chirurgiens n'avoient pû faire, Poitiers fut fi pénétré de reconnoif-

ſance & d'amour, que ſes bleſ-
ſures commencerent à changer
& à donner quelques rayons
d'eſpérance : enfin au bout de
huit jours, on ne douta plus
de ſa parfaite guériſon, & un
mois après il ſe trouva hors de
tout danger & en état de quitter le lit.

Ce fut alors que les deux
amants en liberté ſe livroient
ſans contrainte à leurs tranſports
mutuels. Amerie partageoit leur
bonheur; le Comte l'accabloit
d'amitié : enfin, Seigneur, ces
trois perſonnes devinrent inſépa-
rables; & pour jouir à jamais
d'une liaiſon qui leur paroiſſoit
ſi douce, & qui ſuivant leurs
ſentimens préſens devoit être
éternelle, Poitiers perſuada à
ma mere d'acheter le Château où
ils étoient pour lors. Amerie, qui
comme je l'ai déjà dit, avoit

un grand nombre de pierreries,
se laissa persuader, & aux dépens du malheureux Comte de
Blois, se rendit propriétaire de
cette maison.

Que de douceurs n'y goû-
terent-ils pas ! jamais intelligence ne fût plus parfaite. Le
Comte de Poitiers alloit de
tems en tems faire sa cour au
Roi, & en revenoit toujours
plus tendre & plus amoureux.
Regnatrude de son côté comptoit les momens de son absence
comme des années. Mais helas !
rien n'est stable dans la vie, &
souvent trop de facilité endort
le plaisir & dégoute l'amour.
Poitiers ne l'éprouva que trop
pour son repos.

Plusieurs années s'étoient déja
écoulées dans cette amoureuse
létargie , lors qu'Amerie s'apperçut que Regnatrude de-

venoit reveuſe & ſolitaire. Ce
qui avoit flatté ſon goût ſembloit lui déplaire. La préſence
du Comte, ou les nouvelles
qu'elle en recevoit pendant ſon
abſence, n'avoit plus pour elle
la même vivacité: en un mot la
Reine differente d'elle-même,
ſe déroboit ſouvent de ſon amie
pour aller chercher la ſolitude
dans le parc du Château. Cette
conduite ſi oppoſée à ſa premiere façon d'agir, frappa ma
mere d'un juſte étonnement.
Un jour que le Comte de
Poitiers étoit à la Cour, elle
entra ſubitement dans l'appartement de Regnatrude, où la
trouvant dans l'attitude d'une
perſonne qui réve profonde-
ment : C'en eſt trop, lui dit-
elle en l'embraſſant, il faut
m'ouvrir votre cœur : vous avez
des chagrins dont vous me ca-

chez l'origine. Eſt-ce pour moi
qu'un pareil myſtere doit être
réſervé ? n'êtes-vous pas aſſez
certaine de mon amitié ? pourquoi me déguiſez vous un mal
où nous trouverons peut-être
un remede aſſuré. En un mot,
ma chere Regnatrude, expli-
quez-vous ſans contrainte, &
comptez ſur mon ſecours & ſur
ma diſcretion. Que me demandez-vous lui répondit languiſ-
ſament la Reine ? Pourquoi
voulez-vous démêler un ſecret
que je voudrois me cacher à
moi-même, & qui vous don-
neroit ſans doute mauvaiſe opinion de mes ſentimens. Ne
faites point parler un cœur que
le devoir preſſe de ſe taire.
Vous redoublés étrangement
ma curioſité, lui repliqua Amerie: je ne vous quitte point que
je ne ſçache cet important

ſecret; de quelque nature qu'il
ſoit il ne vous ôtera ni mon amitié ni mon eſtime. Parlez donc
je vous conjure, & comptez ſur
mon ſilence & mon ſecours.
Eh bien! lui répondit en rou-
giſſant la Reine, puiſque vous
me promettez l'un & l'autre,
je vous avoüerai que mon indifférence pour le Comte de Poitiers eſt auſſi grande que l'étoit
autrefois mon amour. Vous en
dirai-je encore plus, continua-
t'elle? je ne ſçaurois me pardonner le tort que je vous fis in-
nocemment autrefois auprès du
Comte de Blois, ou du moins
je ne puis me conſoler de n'en
avoir pas profité. Que d'hon-
neurs, de plaiſirs & de biens me
ſuis-je enlevé par une ridicule
prévention! Quelle étrange fo-
lie à une perſonne de mon âge
& de mon humeur de s'enterrer

toute vivante dans la retraite
pour s'attirer le vain titre d'a-
mante conftante. Non, non,
pourfuivit-elle avec vivacité,
je ne fuis point née pour cet
efclavage, mon cœur me dit
que mon étoile me deftine aux
grandeurs, il faut la fatisfaire
à quelque prix que ce foit : tous
les chemins qui m'y conduifent
me femblent légitimes. Je ne
fçauroit blamer de pareils fentimens lui répondit Amerie, ils
font trop conformes aux miens,
il eft vrai ma chere Regnatrude,
vous n'êtes point faite pour être
enfevelie dans un defert, votre
beauté & votre efprit vous pro-
mettent un fort digne de l'un
& de l'autre ; mais avant de
vous livrer à des deffeins peut-
être imprudens, examinons enfemble avec attention le parti
que vous devez prendre pour

ne point vous en repentir.

Ce fut après cette converſation, Seigneur, que ces deux
perfides amies réunirent toute
l'étendue de leur imagination
pour chercher à contenter leur
ambition demeſurée, & à ſe
ſouſtraire au joug du Comte de
Poitiers. Après beaucoup de
réflexion, Amerie, que j'ai
peine à nommer ma mere,
conſeilla à Regnatrude d'aller
ſe préſenter au Comte de Blois
& de lui faire connoître ſon
repentir, ou d'inventer une fable pour colorer ſa fuite. Ce
fut à ce dernier parti que ces
deux ambitieuſes femmes s'ar-
rêterent, & quelques jours après
elles l'éxécuterent ſans faire aucune attention aux ſuites d'une
démarche auſſi délicate. Ma
mere chargea Regnatrude de
cette lettre pour Enguerand.

Vous aviez deviné juſte, Seigneur, la jalouſie & l'amour m'avoient fait ſouſtraire l'aimable Regnatrude à vos yeux ; mais enfin les miens ſe ſont ouverts, je reconnois que je vous dois trop pour vouloir vous priver plus longtems d'un tréſor ineſtimable. Je vous renvoïe donc ma rivale, elle eſt digne du poſte éclatant dont j'ai joui auprès de vous. Puiſſiez-vous être à jamais heureux avec elle : perſonne au monde ne vous déſire plus de bonheur que la malheureuſe Amerie.

Avec cette lettre que Regnatrude crut être d'un grand ſecours pour la ſcene qu'elle alloit jouer, elle fixa le jour de ſon départ. Dès qu'il fut arrivé elle ſortit de nuit du Château d'Amerie habillée en homme, & prit le chemin de Blois.

Je ne vous parle point, Sei-

gneur, des proteftations & des
ferments que fe firent les deux
amies de ne jamais s'oublier
& de fe protéger toûjours l'une
& l'autre ; mais ce que j'oubliois
de vous dire, c'eft que la perfide maîtreffe de Poitiers, de
concert avec ma mere, laiffa
fur fa table deux lettres, l'une
pour Amerie, & l'autre pour
fon malheureux amant. Dans
celle d'Amerie, Regnatrude
s'avouoit coupable de la trom-
per & de fuir de chez elle fans
lui communiquer fes deffeins,
malgré les obligations qu'elle
reconnoiffoit lui avoir ; mais
qu'elle étoit entraînée à cette
démarche par l'afcendant de fa
deftinée, & par des raifons
qu'elle ne pouvoit expliquer ;
enfin elle finiffoit par des proteftations d'une amitié éternelle.
Dans celle du Comte, elle lui

avouoit ingénument que son
indifférence avoit succédé à sa
tendresse ; qu'elle le prioit de
ne point faire de perquisition
inutile pour la retrouver ; qu'elle
alloit chercher à s'en garentir :
que le Ciel ne les avoit pas fait
naître l'un pour l'autre ; & qu'enfin s'il vouloit céder de bonne
grace & ne la point troubler
dans ses vûës , elle lui promettoit une amitié & une estime
éternelle dont elle lui donneroit
des preuves convainquantes
dans l'occasion. Après cette précaution , Regnatrude s'éloigna
du Château d'Amerie.

Dépeignez-vous, Seigneur,
l'étonnement & le désespoir du
Comte de Poitiers à son retour.
J'avois été élevé depuis dix ans
dans la maison de ma mere ,
& je puis me ressouvenir de
ses transports. Son emporte-

ment fut pouffé à un tel excès,
qu'Amerie fut contrainte de fe
cacher. Elle avoit beau foûte-
nir qu'elle n'avoit aucune part
à la fuite de Regnatrude, le
furieux Poitiers ne pouvoit fe
le perfuader, & la ménaçoit de
la tuer fi elle ne lui difoit dans
quel endroit fa maîtreffe s'étoit
retirée. Mais enfin Amerie
après avoir laiffé paffer les premiers mouvements du Comte,
fe déguifa avec tant d'art, que
fi Poitiers ne fut pas entiérement
convaincu de fon innocence,
du moins commença-t-il à douter de la part que ma mere pouvoit avoir dans l'évafion de Regnatrude; il jura autentiquement
de ne jamais prendre de repos
qu'il n'eût retrouvé fon infidelle
maîtreffe, & pour exécuter ce
projet, il partit quelques jours
après fans fçavoir quelle route
il devoit fuivre.

J'ai déjà dit que la Reine avoit pris le chemin de Blois dans l'esperance qu'Enguerand lui rendroit un cœur que ses charmes naissans lui avoient assujetti ; mais quel fût son étonnement & sa fraïeur en entrant aux portes de la Ville, de se voir arrêter & traîner ignomineusement dans un obscur cachot. Elle eut beau attester son innocence, & demander quel étoit son crime, un silence affreux lui fit tout craindre pour ses jours. Quel revers de ne trouver que des chaînes dans un lieu où elle esperoit ne rencontrer que le triomphe. Vous êtes sans doute étonné, Seigneur, d'un traitement si peu attendu, en voici la cause.

Le malheureux Enguerand avoit été assassiné la veille de l'arrivée de Regnatrude, & le

ple qui adoroit son Souverain, dans son premier mouvement, s'en prenoit indifferem-
ment à tous les inconnus qui
leurs paroissoient suspects.

Regnatrude fut de ce nom-
bre : on s'apperçut qu'étant arrivée de bonne heure dans les
Fauxbourgs de Blois, elle étoit
descenduë dans une Auberge
assez reculée pour y attendre
la nuit avant d'entrer dans la
Ville. Son hôte & son hôtesse
qui l'éxaminoient avec attention, crurent remarquer un air
de contrainte dans ce jeune
homme qui leur fit soupçonner que c'étoit une fille dé-
guisée. C'en fût assez pour
prendre l'allarme, & par un
zéle indiscret ils allerent avertir
le Juge de Police de leur découverte, qui sur le champ envoïa des Gardes pour s'assurer
de

de la malheureuſe Regnatrude.
Elle ſe vit donc enfermée ſans
pouvoir deviner le ſujet d'une
violence ſi injuſte ; mais elle
ne fut pas longtems dans l'igno-
rence : le juge ne tarda pas
longtems à ſe tranſporter lui-
même dans la priſon , où après
avoir fait ſortir tout le monde ,
il commença à interroger la
Reine avec un air de ſeverité
qui la fit trembler. En vain tâ-
cha-t'elle d'éluder les queſtions
& d'inventer des fables plau-
ſibles pour ſe tirer d'embarras ;
le terrible Magiſtrat ne prit
point le change, & la voïant
obſtinée dans ſes repliques am-
bigues , il l'aſſura qu'il alloit la
faire appliquer à la plus rude
torture ſi elle n'avouoit ingenu-
ment la verité. Regnatrude
donc ſe trouvant ſans reſſource,
fut contrainte de raconter ſon

Partie II. E

histoire & son ambition ; & pour achever de convaincre le Juge elle lui montra la lettre d'Amerie pour Enguerand.

Son bonheur permit que l'homme à qui elle racontoit toutes ces chofes, avoit été lui-même le témoin de la scene qui s'étoit autrefois paffé entre la Reine & ma mere dans le Confeil d'Enguerand ; c'eft pourquoi reconnoiffant en lui-même le vrai de cette dépofition ; il réfolut de fauver fa prifonniere. Cependant trouvant cette avanture fort étrange, il ne voulut rien prendre fur lui, & fans donner aucun raïon d'efperance à Regnatrude, il la quitta fur le champ, & emporta la lettre d'Amerie.

Un départ auffi brufque & fon billet enlevé, acheverent de troubler la malheureufe Reine,

Cependant le Juge porta la lettre d'Amerie au Palais d'Evrard, nouveau Comte de Blois. Ce Prince étoit neveu d'Enguerand, il étoit de droit son successeur, ainsi personne ne s'étoit opposé à le reconnoître pour Souverain. Le jeune Evrard étoit d'un caractere bien différent de celui de son Oncle ; il étoit aussi solitaire & mélancolique, qu'Enguerand se montroit enjoué & populaire : aussi lorsque le Magistrat, après s'être enfermé dans son cabinet, lui eut raconté toute cette histoire, & montré la lettre de ma niere : Je ferois bien, lui répondit Evrard, en fronçant le sourcil, de punir cette femme de son effronterie ; mais comme je ne veux point commencer mon Gouvernement par une trop grande sévérité, je me conten-

te de la faire enfermer dans
un Convent pour le reste de
sa vie. Allez, continua-t-il,
conduisez cette Regnatrude
dans un Monastere hors des li-
mites de mon Païs, & recom-
mandez de ma part à ses supé-
rieures, d'empêcher qu'elle ne
sorte de sa vie.

Chargé d'un ordre si précis,
le Juge sortit du Palais, & vint
sur l'heure l'annoncer à la malheureuse Reine. Elle eut beau gé-
mir & se tourmenter, rien ne
fut capable d'ébranler la sévérité de son conducteur : il se
piquoit d'une intégrité parfaite,
ainsi malgré ses plaintes & ses
larmes, il fallut partir dès le
lendemain pour un Convent,
où le même Juge avoit une
Tante supérieure.

La Reine a avoué depuis à
ma mere qu'elle n'oublia rien

dans cette fâcheuse conjonĉture
pour séduire la fidélité de ce
rigide Magiſtrat. Les ſoûpirs,
les regards paſſionnés, les pro-
meſſes mêmes ne furent point
épargnées;mais par malheur elle
avoit à faire à un homme in-
ſenſible dont le devoir étoit
l'unique loi. Tout ce qu'elle
put obtenir, ce fut qu'il dégui-
ſeroit la cauſe de ſa détention ;
& la préſenteroit à ſa Tante,
ſur le pied d'une jeune Orphe-
line que le nouveau Comte de
Blois protégeoit & qu'il recommandoit à laSupérieure. Cette
convention adoucit un peu
la douleur de Regnatrude, elle
eſperoit être moins obſervée,
& trouver par là le moyen de
s'échapper quelques jours, mais
la fortune lui préparoit ſon bonheur,dans le tems même qu'elle

E iij

craignoit tout pour sa perte.
Ils arriverent enfin au bout de
deux jours dans la triste demeure
destinée pour la Reine. Le Juge
tint exactement sa parole en apparence, il parla même avec
éloge de l'aimable pensionnaire
qu'il présentoit à sa Tante, mais
il ajoûta devant la triste Regnatrude, que le Comte de Blois
lui recommandoit de ne la point
laisser sortir du Convent sur
quelques prétextes que ce fût,
& de tâcher par toute sortes de
moïens de lui faire embrasser l'é-
tat monastique. Après cette précaution qui fit trembler la Reine,
le Juge integre s'en retourna à
Blois.

Jugez, Seigneur, ce que
devint Regnatrude reléguée
dans un lieu si peu conforme
à son humeur & à ses desirs.
Elle y remarqua même pour

furcroit de difgrace , que la
difcipline y étoit obfervée avec
tant de régularité , qu'il étoit
impoffible d'y écrire fans que
la lettre ne fût luë par la Superieure. Que faire donc en
cette fâcheufe extrêmité , elle
n'ofoit s'adreffer à Amerie. Son
billet l'auroit découverte , &
n'eut point été rendu ; d'ailleurs
elle craignoit que malgré les
promeffes du Juge , il n'eût a-
verti fa Tante de la caufe fe-
crete qui la reléguoit auprès
d'elle.

Sa crainte étoit bien fondée ;
la Superieure fçavoit fon hiftoire , & fans la communiquer
à perfonne, elle l'obfervoit avec
tant de foin , qu'aucuns de fes
mouvements ne lui échapoient.
Regnatrude avoit trop d'efprit
pour ne point s'en appercevoir ;
ainfi ne pouvant faire autre-

ment, elle prit le parti de ne
rien hazarder & de tâcher de
gagner la confiance de quelque
Religieuſe qui pût la ſervir en
dépit de la vigilante Superieure.
Elle n'eut pas de peine à ſe faire
ai mer de toute la Communauté,
elle avoit tant d'agréments dans
la converſation & tant de charmes dans ſes moindres actions ;
que ſes compagnes ne pou-
voient ſe paſſer ni de la voir ni
de l'entendre.

Parmi le grand nombre de
Religieuſes & de Penſionnaires
dont le Convent étoit rempli,
il y avoit une jeune perſonne
d'une beauté, d'une ſageſſe &
d'une modeſtie ſans exemple :
elle ſe nommoit Nantilde. C'eſt
cette même perſonne, Seigneur,
dont vous prîtes ſi généreuſe-
ment la deffenſe devant toute
la Cour, & qui par votre ſe-

cours se voit aujourd'hui affermie sur un trône , où la vertu doit la maintenir à jamais. Cette Nantilde s'appercevant , comme tout le reste de la Communauté , des graces & de l'esprit de Regnatrude , se livra sans contrainte au penchant qui l'entraînoit vers elle , la Reine de son côté découvrant de jour en jour les éminentes qualités de Nantilde , s'abandonna sans réserve à l'amitié qu'elle étoit capable d'inspirer. Ainsi ces deux aimables filles , quoique d'un caractere absolument opposé , devinrent inséparables.

Nantilde découvrit bientôt à son amie , que ses parents l'avoient forcée d'embrasser un parti où son inclination n'avoit aucune part ; mais que la nécessité d'obéir , & sa douceur naturelle lui faisoient supporter

E v

ſon malheur ſans s'en plaindre.
Regnatrude à ſon tour déclara
à Nantilde une partie de ſes diſ-
graces, & en ſupprima ce qui
pouvoit lui enlever l'eſtime de
ſa vertueuſe amie. Cette conformité de ſentimens redoubla
leurs liaiſons : mais Regnatrude
fut extrêmement ſurpriſe lorſqu'après avoir cru s'être aſſu-
jetti entierement l'eſprit & le
cœur de Nantilde, elle vint à
lui propoſer de chercher à s'é-
chapper enſemble, de trouver
une juſte & noble oppoſition
à cet injuſte deſſein. Que me
propoſez vous, ma chere Regnatrude, s'écria cette vertueuſe fille ? outre l'impoſſibi-
lité qui ſe trouve à exécuter un
pareil projet, croïez-vous que
je vouluſſe me déshonnorer par
un trait ſi odieux. J'avoüe que
je ſuis ici malgré mon inclina-

tion; mais si la violence m'y a conduite, la vertu doit m'y retenir.

Regnatrude qui s'apperçut aisément que cette noble réponse partoit du fond du cœur, & qui craignit de donner à son amie mauvaise opinion de ses sentimens, changea tout à coup de batterie, & se mettant à rire: Je suis bien païée de ma petite tromperie, s'écria-t-elle; je voulois pénetrer vos plus secrets mouvemens: grace ô Ciel! ils sont conformes aux miens, & notre amitié doit être éternelle, puisque le devoir en est le soutien.

La vertu est toûjours simple & crédule, ainsi Nantilde ne douta pas des grands sentimens que lui étalloit son amie. Ils redoublerent la tendresse qu'elle avoit pour elle; tandis que

ceux de Nantilde produifoient
un effet contraire dans l'efprit
de Regnatrude, qui défefperée
de trouver tant de vertu où
elle efperoit trouver plus de
paffions, fe mit en devoir de
chercher ailleurs le fecours que
Nantilde lui refufoit, mais elle
ne fut pas plus heureufe.

Cependant Amerie n'aïant
aucunes nouvelles de la Reine,
envoïa fecretement à Blois
pour s'informer de fon fort;
mais tout ce qui s'y étoit fait
s'étoit paffé fi brufquement
qu'elle n'en put rien découvrir.
Ainfi n'aïant plus d'efperance de
démêler ce qu'elle pouvoit être
devenue, elle fe relegua plus
que jamais dans fon Château,
& y vécut avec tant de pieté
qu'elle s'acquit bientot cette
haute réputation de vertu qui
féduit tout le monde. En effet

perfonne ne fçait fe mafquer
avec tant d'art, & jamais l'hi-
pocrifie ne pourroit poufler plus
loin la diffimulation.

Pour le Comte de Poitiers,
après s'être donné pendant près
de deux ans une péine inutile
à chercher Regnatrude, il commença à l'oublier infenfible-
ment. La mort de Clotaire fecond & le couronnement de
Dagobert lui avoient fourni des
occupations qui acheverent de
l'arracher de fa mémoire ; ainfi
ce Comte debaraffé de fon
amour, ne fongeoit plus qu'à
faire fa cour au nouveau Monarque des François.

Ce Prince avoit époufé Gaumatrude, mais il avoit pour
cette Reine un éloignement in-
vincible ; & pour délivrer fes
yeux d'un objet qui leur étoit
infuportable, il fe livroit fans

réſerve au plaiſir de la chaſſe.
Un jour s'étant laiſſé emporter
à la pourſuite d'un cerf, il fut
ſurpris d'un orage ſi ſubit & ſi
impetueux qu'il fut contraint
pour s'en garentir de ſe réfugier
dans la premiere maiſon qu'il
rencontra ſur ſon paſſage. Vous
vous doutez bien, Seigneur,
que la fortune de Regnatrude
permit que ce fût juſtement le
Convent où elle gémiſſoit depuis plus de deux ans : on y
diſoit l'Office lorſque Dagobert y entra. Ce Roi eſt dévot,
ou du mois affecte de le paroître ; c'eſt pourquoi il ſe plaça
dans le chœur & fit dire à la
Supérieure de continuer ſes
priéres. La Religieuſe enchantée d'avoir Dagobert pour au-
diteur, ordonna ſur le champ
à Nantilde de chanter ſeule,
ce qu'elle fit avec tant d'art &

de charmes, & le Roi en fut fi
furpris, que tous ceux qui com-
pofoient pour lors fa Cour, s'en
apperçurent.

Après le Service, ce Prince
fit dire à la Supérieure qu'elle
vînt lui parler à la grille avec
la perfonne qui l'avoit ravi par
fa voix. Cet ordre fut éxécuté
fur le champ; Nantilde parut
aux regards du Monarque, &
acheva par l'éclat de fes charmes ce que fa voix avoit commencé de faire. Il la queftionna
beaucoup. Son efprit & fa mo-
deftie brillerent également dans
toutes fes réponfes. Enfin, Seigneur, le Roi fortit du Convent pénétré du plus tendre
amour.

Vous fçavez fans doute le
fameux differend des Seigneurs
Auftrafiens & des Neuftriens,
& que le Roi en balance ne

ſçavoit auxquels donner la préference. Les graces de Nantilde en déciderent ſur le champ. Le Roi ſe declara hautement en faveur des Neuſtriens, & ne pouvant contenir la violence de ſon amour, il ordonna quelques jours après à un Seigneur de ſa Cour d'aller de ſa part tirer ſa belle maîtreſſe d'une ſolitude où elle comptoit paſſer le reſte de ſa vie.

Cependant la belle Nantilde avoit trop d'eſprit & de diſcernement pour ne s'être pas apperçu de l'effet que ſes charmes avoient produits dans le cœur de Dagobert. Elle en avoit fait confidence à Regnatrude ; & lui avoit marqué tant d'indifference & d'éloignement à répondre à la fortune qui ſembloit s'offrir ſous ſes pas, que ſon ambitieuſe confidente ne

pouvant supporter un si généreux
mépris pour un bonheur qu'elle
auroit païé de tout son sang ;
En verité, lui dit-elle avec emportement, vous ne mérités pas
les faveurs que le Ciel veut vous
départir. Que pouvez-vous attendre de plus sur la terre quel'a-
mour d'un puissant Monarque ?
Ma tranquillité & ma réputation,
interrompit froidement Nantilde. Croïez-vous, ma chere Regnatrude, que tous les Roïaumes
du monde puissent avoir quelques agrémens pour moi, quand
ma gloire s'opposera à leurs
appas trompeurs ? Non, non,
je préférerai toute ma vie une
heureuse médiocrité à l'éclat
brillant qui chercheroit à me
séduire. Je suis esclave, mais je
fais mon devoir : je tyranise
mon inclination, mais la vertu
m'en récompense. Ainsi quand

Dagobert, orné de toute sa grandeur, m'offriroit, comme sa maîtresse, de partager avec lui la puissance suprême, je la trouverois indigne de moi; & je préférerois même sans contredit la perte de ma vie à la perte de mon innocence. Voilà sans doute des sentimens bien nobles, interrompit à son tour Regnatrude en déguisant son dépit; mais qui vous dit que le Roi ne prît enfin pour vous des sentimens légitimes : tant de vertus le détermineroient peut-être à vous placer sur le Trône ? Il faudroit donc qu'il commençât par là, s'écria en souriant la généreuse Nantilde; car assurement je ne serois pas d'humeur d'aller attendre dans son Palais cet étonnant changement.

C'étoit ainsi que ces deux

amies s'entretenoient, lorfqu'on
vint avertir Nantilde qu'un Seigneur de la Cour demandoit à
lui parler de la part du Roi.
Vous dirés à l'Envoïé de Sa
Majefté, répondit cette fage
fille, que n'aïant aucune grace
à lui demander ni à lui accorder, je me difpenferai, s'il lui
plaît, de paroître devant ceux
qu'il m'envoïe. Ah! pour le
coup, c'en eft trop, interrompit
l'ambitieufe Reine; vous ne
fçauriez fans une impoliteffe
outrée refufer une pareille en-
trevue. Je la refuferai cependant, lui répondit tranquillement Nantilde; je n'ai nulle
affaire à démêler avec Dagobert, fans doute il cherche à
me féduire, il ne peut y réuffir. Il vaut mieux qu'il fçache
tout d'un coup mes fentimens,
& qu'un généreux refus me de-

livre de la fuite de ſes vaines
importunités. Eh bien ! je vais
donc parler pour vous , repliqua Regnatrude preſque en colere , je vais apprendre à l'Envoïé du Roi quelles ſont vos
nobles diſpoſitions , afin qu'il
vienne lui-même apporter à vos
pieds ſon diadême & ſa couronne. Ne penſez pas vous
mocquer lui repartit ſerieuſe-
ment Nantilde ; ſans cette de-
marche , je ſçaurai pour jamais
me ſouſtraire aux regards de
Dagobert. Allez, ma chere Regnatrude , continua-t'elle, puiſque vous voulez bien vous
charger de ma reponſe , elle
va ſans doute me délivrer pour
toujours d'une tendreſſe avec
laquelle mon devoir & mon
état ne ſçauroient s'accorder.
Regnatrude à ces mots, ſans
ſe donner le tems de repliquer,

fortit de la Chambre de Nantilde, & fe rendit au parloir où
l'Envoïé du Roi attendoit l'aimable maîtreffe de fon Prince.

Mais, Seigneur, quel fut
l'étonnement de la Reine en
reconnoiffant le Comte de Poitiers pour le Seigneur qu'avoit
député Dagobert. Sa furprife
fut extrême, mais celle du Comte
la furpaffa de beaucoup. Dois-
je en croire mes yeux, s'écria-
t-il! eft-ce bien l'infidelle Regnatrude qui fe préfente à leurs
regards ? N'en doutez pas,
Comte, lui répondit la Reine,
je fuis cette même fille pour laquelle vous avez eu tant d'a-
mour, & qui a fçû y répondre
avec tant de vivacité ; mais
enfin l'état où je parois devant
vous, doit vous faire comprendre que mon changement n'a
rien eu de bas ni de honteux,

Lassée d'une vie trop relâchée,
& peut-être trop criminelle,
je suis venuë en cette solitude
chercher le repos & la pénitence. Comte me blâmez - vous
d'avoir suivie de si nobles mouvements, & votre ressentiment
tiendra-t il contre une si juste
idée? Non assurément, ma chere
Regnatrude , s'écria le crédule
Poitiers ; & quoique j'aye souf-
fert par votre éloignement tout
ce que l'amour est capable de
faire éprouver au cœur le plus
tendre , votre but étoit trop beau
pour m'en plaindre ; d'ailleurs
je l'avouerai , votre absence a
banni de mon ame , la violente
passion que vous y aviez fait
naître , je ne songe plus qu'à
satisfaire mon ambition , ainsi
Regnatrude , vivez tranquile :
mais si ma tendresse passée a
mérité quelque reconnoissance

de vous , préfentez moi à la belle Nantilde que Dagobert adore , & mettez moi par fon crédit en état de faire une fortune éclatante.

Regnatrude qui brûloit d'envie de fervir le Comte en fe fervant elle-même , lui promit tout ce qu'il voulut ; mais enfin elle lui déclara qu'il n'y avoit guéres d'apparence de le faire reuffir dans fes deffeins , puifque les fentiments de fon amie ne pouvoient s'accorder avec ceux de Dagobert ; & qu'en un mot il n'y avoit que le mariage de ce Monarque avec Nantilde qui pût la mettre en état de lui être utile.

Le Comte de Poitiers parut furpris d'une réfolution fi peu commune ; mait Regnatrude en lui rendant mot à mot la réponfe de Nantilde , l'affura

avec ſerment qu'il étoit inutile au
Roi de prétendre à ſon cœur ſans
une idée légitime. Avec cette réponſe poſitive, le Comte
s'en retourna à la Cour ſans avoir
pû parler à la ſage Nantilde;
mais avant de quitter la grille,
il aſſura Regnatrude qu'il n'ou-
bliroit rien pour déterminer Dagobert.

En effet, il parla au Roi
avec tant d'eſtime de la noble
ſévérité de cette vertueuſe fille,
que le Monarque ſentit redoubler ſon amour par un obſtacle
qu'il n'avoit pas rencontré juſqu'alors : il prit la réſolution
d'aller lui-même au Convent,
& d'y combattre la fierté de
ſa maîtreſſe : mais il eut beau
promettre & ſoûpirer, rien ne
put ébranler la réſolution de
la généreuſe Nantilde. Enfin
vaincu par ſon amour, & touché

ché d'une vertu fi rare, il répudia publiquement la malheureuſe Gaumatrude, & plaça ſur le trône la belle & ſage Nantilde.

Cette Reine ne fut pas plutôt couronnée, qu'elle ſongea à récompenſer Regnatrude des ſoins que cette perfide amie s'étoit donné pour elle. Sa premiere attention fut de la prendre auprès d'elle en qualité de fille d'honneur, & de la combler de biens, mais hélas que cette pauvre Reine connoiſſoit peu le dangereux ſerpent qu'elle nouriſſoit dans ſon ſein. En effet, Seigneur, cette pernicieuſe fille ne fut pas plûtôt à la Cour, que s'appercevant du foible que le Roi avoit pour les femmes, elle réſolut de perdre ſa bienfaictrice & de s'établir ſur ſes ruines.

Partie II. F

Pour mieux établir ses desseins, elle commença par découvrir ses vûës au Comte de Poitiers qui s'y livra tout entier : ses ambitieux projets y trouvoient dequoi se satisfaire. Il fut donc résolu entr'eux qu'ils feroient premierement semblant de ne se point connoître, afin que les démarches qu'ils se préparoient à faire l'un pour l'autre, ne fussent point suspectes ; ils conclurent en second lieu qu'il leur étoit nécessaire de faire venir Amerie à la Cour, afin que sous le masque de l'hypocrisie, elle pût servir leurs desseins sans que personne se pût défier d'elle.

Toutes ces fourberies ainsi concertées, Regnatrude & Poitiers écrivirent une lettre bien circonstanciée à ma mere, & la presserent de se rendre à Paris, ce qu'Amerie fit fur le champ. Je la fuivis dans ce voyage, & je puis dire que je fuis témoin oculaire de tout l'effet qu'il produifit. Jamais joie ne fut égale à celle que reffentirent ces deux amies en fe revoyant après une fi longue abfence, elles fe jurerent de nouveau une éternelle amitié & un mutuel fecours. En effet, Seigneur, c'eft le feul ferment auquel ces deux femmes ayent été fideles. Poitiers à qui l'on découvrit fans déguifement le myftere de Blois, promit de tout oublier en faveur du brillant avenir que leur lâcheté leur promettoit ; ainfi ces trois perfonnes de concert, commencerent à jouer leurs perfonnages.

Amerie s'établit à la Cour, & s'y acquit bientôt la même réputation qu'en Province. Le

Comte de Poitiers tâchoit par
toutes sortes de voyes de gagner les bonnes graces du Roi,
& sans affectation il lui parloit
avec éloge de la beauté d'une
des filles d'honneur de la
Reine. Elle de son côté lançoit
de tems en tems des regards
tout de feu à Dagobert. Ce
manége dura quelques mois :
il eut enfin l'effet qu'on en attendoit avec tant d'impatience.

Ce fut à peu près dans ce
tems-là, Seigneur, que vous
vous distinguâtes si avantageusement dans la guerre que le
Roi porta sur les terres des
Sclavons, & que votre valeur
vous attira l'estime générale &
l'estime particuliere de Dagobert. On ne peut disconvenir
aussi que Poitiers n'eut quelque
part à la défaite du superbe
Samon. Son courage s'y fit

remarquer ; mais enfin après le
gain d'une Bataille qui réparoit
avec tant d'éclat l'échec du
Château de Wogaſtbourg, le
Roi reprit le chemin de ſa Ca-
pitale.

Ce fut là où recommencerent
plus que jamais les intrigues de
Poitiers, d'Amerie & de Regnatrude contre la malheureuſe
Nantilde. Tantôt on faiſoit remarquer au Roi ſa trop grande
ſéverité, qu'on faiſoit paſſer
pour une affectation criminelle : tantôt on lui rapportoit
quelques traits piquants & ſa-
tiriques contre lui, que l'on
mettoit dans la bouche de la
Reine. Enfin rien n'étoit oublié
pour la perdre.

Dagobert, qui changeant de
ſon naturel, s'ennuïoit déja d'une
ſageſſe qui ſembloit lui reprocher tacitement ſon trop de

liberté, n'avoit que trop de
pente à fuivre les confeils qu'on
vouloit lui fuggerer ; mais la
bonté de fon cœur & fa juftice
naturelle retenoient les effets de
fon indignation. Il eft même à
préfumer que le lâche Trium-
virat n'en auroit jamais triom-
phé, fi les deux derniers traits
dont Regnatrude s'avifa n'euffent porté le coup décifif. Poitiers qui avoit remarqué avec
une maligne joye les impref-
fions que tant de difcours faifoient fur l'efprit du Roi, porta
un jour fur la toilette de ce
Prince un billet anonyme par
lequel on l'avertiffoit d'une ligue
qui fe formoit à la Cour contre
fa propre perfonne. On lui marquoit qu'il étoit de la derniere
conféquence pour fa fûreté d'é-
loigner du Trône une perfonne
qui avoit allumé une haine in-

vincible entre les plus grands
Seigneurs de son Roïaume.
Que les Austrasiens n'oublie-
roient jamais sans cette répara-
tion le triomphe de leurs rivaux : & que tôt ou tard cette
injustice feroit naître une guerre
civile qui détruiroit la Noblesse
de France. Qu'enfin, outre ces
raisons naturelles, chacun con-
venoit que son mariage avec la
Reine étoit illegitime, puisque
étant à demi engagée dans un
Monastere, il l'avoit épousée
sans l'autorité du Saint Siége.

Cette derniere raison n'étoit
pas sans fondement, aussi frappa-
t-elle Dagobert plus que les
autres. Il avoit effectivement
suivi un peu trop légerement sa
passion, & s'étoit peu embarrassé
de l'approbation de Rome,
quoiqu'en effet il pût s'en passer.

Poitiers qui étudioit tous les

mouvemens du Roi, fut tranf-
porté de plaifir de remarquer
fur fon vifage un trouble qui
lui parut de bon augure. Il en
avertit Regnatrude, qui pour
ne point perdre un moment fi
favorable, fe préfenta dès le
lendemain à la porte du Cabinet du Roi, & lui fit demander une audience particu-
lière. Le Monarque la fit entrer
& parut ému à fa vuë : en effet
cette pernicieufe fille avoit re-
levé avec tout l'art imaginable
ce que la nature avoit formé de
parfait en elle ; jamais elle n'a-
voit paru fi charmante. Auffi
Dagobert en fut éblöüi, mais
l'ambitieufe Regnatrude ne fai-
fant pas femblant de s'appercevoir du trouble de ce Prince,
fe jetta d'abord aux genoux du
Roi, & lui demanda juftice
contre la Reine. Je vivois, Sire,

lui dit-elle, tranquille & satis-
faite dans le même Convent
d'où vos bontés l'ont tirées.
Unies par la plus tendre amitié,
il sembloit que nos sentimens
dûssent être éternels : mais, Seigneur, que j'ai lieu de me repentir de m'être confiée trop
legerement aux sermens d'une
Reine altiere & superbe. A
peine s'est-elle vûe placée sur
le Trône, que m'aïant forcé
malgré moi d'abandonner ma
solitude, je me suis trouvé en
butte à ses mépris & à sa défiance.
Le peu de beauté que l'on m'at-
tribuë lui fait ombrage ; elle se
persuade que votre Majesté me
regarde avec plaisir : elle craint
que je n'envie son bonheur, &
plus jalouse de son rang que
de votre cœur, elle me soup-
çonne d'avoir des vûës témé-
raires. Enfin, Sire, continua-
F v

t'elle en verfant quelques larmes, qui fervirent encore à relever l'éclat de fa beauté, je
viens demander votre protection; ou mettez moi à l'abri
des défagremens que j'effuie, ou
permettez que je me retire de
la Cour pour aller pleurer dans
ma premiere retraite ma trop
grande crédulité.

Regnatrude prononça ce difcours avec tant de grace, que
le tendre Dagobert en fut prefque hors de lui-même. Non,
non, charmante perfonne, lui
dit-il après s'être un peu remis,
je ne fouffrirai jamais que vous
abandonniés un féjour dont
vous faites le principal orne-
ment; je fens bien que mon
cœur vous fuivroit. Il vaut
mieux belle Regnatrude que
vous jouiffiez icy de tous vos
avantages. La Reine a raifon

de vous craindre, mais je lui ferai connoître qu'il faut vous refpecter comme l'unique objet qui pourra déformais me plaire.

En achevant ces mots Dagobert crût qu'un Roi pouvoit être témeraire ; mais Regnatrude le repouffant avec une fierté qui le fit trembler ; N'eft-ce donc que pour m'outrager, Sire, lui dit-elle, que votre Majefté m'offre fa protection ? Croïez-vous que rien de bas ni de criminel puiffe naître de mes fentimens ? Détrompez-vous, Sire, ma vertu eft digne du Trône, fi ma naiffance & mon peu de mérite m'en éloignent. Après cette fiere réponfe, cette adroite fille voulut fortir du Cabinet du Roi, mais Dagobert la retenant refpectueufement par le bras : Ne

F vj

me privez pas si tôt du plaisir
de vous voir, belle Regnatrude,
lui dit-il; si mes premiers transf-
ports vous ont déplu, je sçaurai les réparer par la délica-
tesse de mes soins & par mon
empressement à chercher les
occasions de vous plaire. Votre
Majesté sera bien plus à craindre pour moi, interrompit-elle,
en portant une de ses mains sur
son visage pour en cacher la
rougeur, avec le seul mérite de
Dagobert, qu'armé de toute la
puissance qui l'environne. Que
vous dirois-je encore, Seigneur,
cette conversation produisit
l'effet que Regnatrude en attendoit. Le Roi en devint si
passionnement amoureux que
toute la Cour s'en apperçût;
mais trouvant une résistance in-
vincible pour l'accomplisse-
ment de ses desirs, dans la vo-

lonté de Regnatrude, il se determina sans peine à l'épouser. Nantilde fut donc chassée de son lit, & le céda sans murmure à son ambitieuse rivale. Ce fut alors qu'Amerie & Poitiers se crurent au comble de leur vœux.

Cependant la vertu de la belle Nantilde, que le Roi ne pouvoit s'empêcher de louer sans cesse, leur causoit des inquietudes mortelles. Il étoit à craindre que tôt ou tard son mérite & sa sagesse généralement reconnus, ne lui rendissent la place que l'ambition lui avoit enlevée. C'est pourquoi il est peu de noirceur qu'ils n'inventassent contre cette femme infortunée pour la bannir pour jamais de la mémoire du Roi. Vous en éprouvâtes, Seigneur, l'artifice & la malignité, puisque

fans votre efprit, votre prudence
& le fecours du généreux Grimoald, l'innocence alloit être
opprimée.

Que devint la perfide Re-
gnatrude après l'horrible con-
fufion dont vous la couvrîtes?
Ah! qu'il eut mieux vallu l'ab-
bandonner à la rigueur des
loix, que de prendre fi géné-
reufement fa défenfe : que vous
vous feriez épargné de malheurs! Mais enfin la grandeur
de vos fentimens ne vous fai-
fant envifager que le moïen de
les fatisfaire , vous lui rendîtes
la vie qu'elle n'a emploïée depuis qu'à la ruine de fon bienfaiteur.

Elle fortit donc furieufe &
confufe du Confeil où vous veniez de déveloper fon infamie ;
& fe voïant fans reffource , elle
jura autentiquement devant

Amerie & Poitiers de vous poursuivre jusqu'au dernier moment de sa vie. Elle partit dès le lendemain pour se cacher dans le Château de ma mere, & ne voulût point en être suivie pour ne point faire éclater leurs intelligences. Poitiers de son côté feignit de ne prendre aucune part à ce terrible revers. Il esperoit encore de ramener insensiblement l'esprit & le cœur du Roi. Il connoissoit le foible de ce Monarque pour la nouvelle Reine. Il osoit se flatter d'un retour heureux.

Mais ses esperances furent cruellement desçûes par l'arrivée à la Cour du fameux Evêque Saint Amand. Il y venoit pour engager Dagobert à se repentir de son divorce avec Nantilde : & pour y mieux réussir il étoit chargé d'un Bref

autentique du Saint Siége pour
autorifer ce mariage. La vertu
de cette fage Reine avoit été
fi généralement reconnue & approuvée, que tout fembloit con-
courir à un rappel que la France
fouhaittoit avec tant d'empreffement. Auffi Dagobert ne pouvant réfifter aux vives & pref-
fantes follicitations de l'Evëque,
& aux vœux de toute fa Cour,
rendit publiquement à la belle
Nantilde le rang dont le crime
l'avoit éloignée.

Ce raccommodement enleva
fans retour au Comte de Poitiers les idées chimeriques dont
il s'étoit flatté. Il fe feroit porté
dès ce même moment à fe venger fur vous, Seigneur, de la
perte de fes efperances ; mais
craignant de fe declarer par cet
éclat, il attendoit avec impatience que quelque occafion

apparente se présentât pour vous
arracher la vie, ou la perdre
par vos mains.

La belle Rotilde lui en four-
nit bien-tôt un pretexte plau-
sible. Son amour pour la Princesse, & votre conversation
avec Grimoald l'engagea contre vous au dangereux combat
que Dagobert sçut terminer
par sa présence. Le Comte en
fit le détail à Regnatrude & à
ma mere, qui sans affectation
s'étoit rétirée dans ses terres.
La Reine repudiée fut très ir-
ritée contre Poitiers de s'être
exposé en brave homme à ce
combat. Ce n'est point par les
routes du point d'honneur, lui
mandoit-elle, qu'il faut me
venger du traitre Lideric. Il faut
que les assassinats & le poison
soient le prix de l'affront irré-
parable qu'il m'a attiré. Je

vous exhorte donc par toute la puiſſance que j'eus autrefois ſur vous, de lui dreſſer des piéges inévitables ; je veux tout ſon ſang, mais je vous défends de vous expoſer.

C'en fut aſſez pour engager Poitiers à trâmer la lâche trahiſon à laquelle je ſervis malheureuſement de complice. Il commença par ſe raccommoder avec le Comte de Parthenai : la conformité de leurs malheurs les réunit. Votre naiſſance étant déclarée, ils ne douterent point que le Roi ne vous accordât la belle Rotilde ; ainſi pour prévenir un coup dont ils frémiſſoient l'un & l'autre également, ils eurent recours à l'infâme piége qu'ils vous dreſſerent.

J'avois eu l'honneur d'être reçu parmi les Pages de la Princeſſe, & comme je devois être

par ma naiſſance & mon éducation tout dévoué au Comte
de Poitiers, je fus choiſi pour
vous porter le fatal billet qui
devoit vous perdre ſans les ſoins
de la Providence. Je m'échap-
pai après cette indigne action,
& j'allai attendre chez ma mere
la nouvelle de votre mort. Nous
ne fûmes pas long-tems à apprendre par le Comte de Poitiers que la belle Rotilde vous
avoit elle-même garenti d'un
danger qui paroiſſoit inévitable:
nous apprîmes de plus que le
Roi devoit vous conduire à Lille pour votre fameux duel avec
Phinaert ; que la Reine & la
Princeſſe devoient reſter à la
Cour ; que les deux Comtes
feroient ſemblant de ſe retirer
dans leurs terres, mais qu'ils
avoient pris de ſi juſtes meſures
que quelques tems après le dé-

part du Roi, ils enleveroient la belle Rotilde & la conduiroient au Château d'Amerie, où l'on n'auroit garde de faire des perquisitions par la haute réputation qu'elle s'étoit acquise.

Ces nouvelles calmerent un peu la fureur de l'implacable Regnatrude. Elle se fit un secret plaisir de désesperer le Roi par un trait si hardi, & de vous enlever un bien qui vous étoit si précieux. Nous attendîmes donc avec la derniere impatience l'événement d'un projet si téméraire : il eut enfin tout l'effet que les deux Comtes s'en étoient proposés ; nous les vîmes arriver avec la précieuse proye dont ils s'étoient si indignement saisis. Regnatrude en fut enchantée : elle traita d'abord cette innocente victime avec beaucoup de dureté ; mais l'extrême dou-

ceur de Rotilde lui en infpira
malgré elle ; elle fe contenta
de faire garder les avenuës du
Château avec un foin extrême,
je fus feul chargé du foin d'aller
chercher dans les lieux circon-
voifins les provifions & les
chofes néceffaires à la vie. Les
deux Comtes fe doutant bien
de l'éclat que cet enlevement
alloit produire, fe renfermerent
dans le Château , & s'y muni-
rent de tout ce qui pouvoit
fervir à fe défendre en cas de
furprife.

En effet , Seigneur , nous
aprîmes bientôt après que Dagobert vous avoit laiffé bleffé à
Lille après votre éclatante victoire , & qu'il avoit mis tout
le Roïaume en mouvement
pour aller à la quête des ra-
viffeurs de Rotilde. Nous fûmes
quelque tems dans la crainte ;

mais voïant enfin que perſonne ne s'aviſoit de venir chez Ame- rie, nous reprîmes courage, & Regnatrude s'arma d'une nou- velle fureur.

Comme elle avoit appris la liberté que vous aviez procuré à l'infortunée Hermangarde, elle réſolut de vous priver pour jamais de cette tendre mere. Pour cet effet, elle fit partir une perſonne de confiance pour Lille, avec ordre de l'empoi- ſonner & de gliſſer le billet que vous y trouvâtes après ſa mort. Sa joye fut extrême lorſqu'elle apprit par le retour de ſon lâche complice, que tout avoit réuſſi ſuivant ſes deſirs : elle s'enivra de votre déſeſpoir, & promit de nouveau qu'elle vous pour- ſuivroit juſqu'aux Enfers. Ce- pendant, Seigneur, le Ciel équi- table a trahi ſes eſperances ;

vous voici en état de vous venger : trop heureux, encore une
fois, que mon repentir & mon
aveu vous mettent en état de
délivrer la Princeffe & de m'attirer un généreux pardon.

Oui, Anaxandre, lui dit le
Comte de Flandres en lui tendant la main, je promets de
tout oublier & de vous protéger même contre vos ennemis.
Je fais plus, malgré les juftes
fujets de plaintes que j'ai à former contre Amerie, je ne lui
ferai aucun tort ; fon fexe, &
ce qu'elle vous eft, la garenti-
ront de mon jufte reffentiment,
pour Regnatrude, un Monaf-
tere fera le feul châtiment de
fes crimes, mais rien ne pourra
garentir les deux Comtes de
ma fureur. Allons, continua-
t-il, délivrons Rotilde & fa-
crifions deux barbares au fou-

venir de l'infortunée Hermangarde , & que le châtiment du
crime épouvante à jamais les
criminels.

Lideric & Grimoald ayant
remarqué que le Soleil étoit
prêt d'abandonner leur horizon,
ils se presserent de monter à
cheval ; & précédés d'Anaxandre & suivis des trois Ecuyers
du Prince , ils se hâterent d'arriver au Château d'Amerie. Ils
ne tarderent pas à trouver la
porte du Parc telle que le jeune
homme leur avoit indiquée. Ce
fut là , qu'ayant mis pied à terre,
Anaxandre l'ouvrit , & suivant
les conventions faites dès le
matin, Lideric, Grimoald , &
lui entrerent dans un bois qui
leur parut assez épais. Les trois
Ecuyers aïant attaché leurs chevaux , jurerent au Prince , qu'au
premier bruit ils voleroient à
son

fon fecours ; cette promeffe fut
inutile, graces à la fortune, qui
permit d'achever cette aventure
fans aucun trouble. Le Comte
de Flandres s'avança au bout
d'une allée, & fe tenant derriere
une paliffade comme le Page
le lui confeilla, il vit bientôt
paroître la Princeffe & la cruelle
Reine qui s'avançoient toutes
deux de fon côté.

Quelle agitation, quel trouble
affreux s'éleverent alors dans
l'ame de Lideric. Les Princef-
fes étant arrivées affez près de
lui, il entendit que Rotilde
continuant fa converfation avec
chaleur, difoit à Regnatrude :
Mais enfin quel eft mon crime ?
Etois-je à la Cour de mon frere
lorfque par votre imprudence
vous vous êtes attiré votre malheur ? Hélas ! je ne vous con-
noiffois pas, loin de folliciter

Partie II.   G

contre vous : enfermée dans un Monaſtere , j'ignorois les intrigues d'une Cour perfide. De quoi me puniſſez-vous? & pourquoi me rendez-vous la plus malheureuſe Princeſſe de la terre , ne vous ayant fait aucun mal ? Je n'ai effective-ment aucun ſujet de me plain-dre de vous perſonnellement , lui répondit la Reine ; je vous l'ai déjà dit : mais outre que vous êtes la ſœur du foible Mo-narque des François , je vous connois encore pour être l'ob-jet des vœux du nouveau Comte de Flandres. C'eſt cette der-niere qualité ſurtout qui me rend votre plus mortelle ennemie. Je me venge ſur vous , afin que ma fureur rejailliſſe juſque ſur votre amant , rien ne peut raſſaſier ma vengeance. Il m'a ravi le ſceptre , il m'a couverte d'infamie, je ne demande à vivre que pour l'en punir, il me verra sans cesse comme une furie infernale attachée à le perfécuter. J'ai commencé par la mort de fa mere & par votre enlevement, & jufqu'à mon dernier foûpir, il fentira les effets de ma rage. Ah! c'en eft trop, interrompit le Comte de Flandres, en fe montrant, barbare Regnatrude, tu mériterois fans doute que j'éteigniffe dans ton fang ta noire fureur, mais la foibleffe de ton fexe te dérobe à mon couroux. Vois cependant que le Ciel s'oppofe à ta lâcheté, il fe fert de moi pour fecourir l'inocence opprimée. Venez, Princeffe, continua-t'il, fuivez un amant qui vous adore : abandonnons ce monftre à toute fa fureur. A ces mots, Lideric préfenta la main à Rotilde pour la conduire vers la porte où ses chevaux l'attendoient : mais la méchante Reine s'appercevant qu'elle s'opposeroit en vain au départ de ces tendres amants, tira un poignard qu'elle avoit à sa ceinture, & s'éloignant de quelques pas du Comte de Flandres : Lideric, lui dit-elle avec des yeux éteincellans de rage, je vois bien que ton heureux destin l'emporte sur mes projets de vengeance. Je n'ai plus qu'à mourir, puisque selon toutes les apparences, connoissant ce dont je suis capable, tu vas tout mettre en usage pour prévenir & punir mes forfaits ; mais pour ne t'en point laisser la gloire, connois jusqu'où s'étendoit la haine qui m'animoit contre toi, par ce que tes yeux vont me voir exécuter contre moi-même. En achevant ce discours, la furieuse Reine s'enfonça le poignard dans le sein, & tomba baignée dans son sang aux pieds de la Princesse.

Ce spectacle la fit fremir ; Lideric même en fut frappé d'horreur ; mais comme il étoit de la derniere conséquence de ne point s'arrêter en ce lieu, Grimoald & Anaxandre les entraînerent l'un & l'autre vers l'endroit où les Ecuyers gardoient leurs chevaux. Ils y monterent brusquement, & s'éloignerent de ce fatal séjour.

Que ne se dirent point ces tendres amants quand ils se virent en liberté de s'entretenir. Jamais l'amour ne s'exprima avec plus de tendresse. Je craindrois d'en dire trop ou de n'en point dire assez, si je

G iij

voulois répeter leurs difcours?
Ils s'aimoient: eh! que ne fe dit-
on point quand on aime.

Au bout de quelques heures
de marche, la nuit devenant
extrêmement obfcure, Lideric
fut contraint de faire arrêter la
Princeffe dans le lieu même où
il avoit couché. Ce fut là qu'A-
naxandre fe préfenta devant
elle, & fe jettant à fes genoux,
il lui demanda pardon des
maux qu'il lui avoit caufé.
Rotilde, à laquelle Lideric
avoit raconté une partie de ce
qui s'étoit paffé pour fa délivrance, tendit obligeament la
main à ce jeune homme : Je te
pardonne lui dit-elle ; tu viens
de réparer par un feul trait tous
les malheurs que tu m'avois
caufé. Je te rends la place que
tu occupois auprès de moi, &
j'aurai foin de ta fortune. Gé-

ñereuse Princesse, s'écria le
Page, mes remords vous vengent assez de ma trahison : mais
je n'ai point assez fait pour réparer mes crimes. Je pretends
par un utile artifice vous venger des deux Comtes Je veux
les armer l'un contre l'autre, &
qu'ils s'imputent réciproque-
ment votre fuite. Par ce moïen,
continua-t'il, je vous débaras-
serai de deux hommes capables
de tout entreprendre contre
votre liberté, & contre la vie
du Prince de Dijon. Non, non,
interrompit le jeune Comte, je
ne souffrirai pas que de lâches
détours me vengent de mes
ennemis. Ils ont beau m'en
montrer l'exemple, je ne le
suivrai jamais. Ce sentiment
est digne d'un Prince tel que
vous, lui répondit Grimoald ;
mais que peut la valeur & la

générosité contre des monftres
qui n'en connoiffent pas les
maximes. J'avouë qu'il feroit
odieux de chercher à vaincre
par la moindre des trahifons ;
mais contre qui, mon Prince,
vous offre - t - on ce fecours ?
contre deux lâches ennemis
qui mettront le fer & le poifon
en ufage ponr perdre la Princeffe & vous. Vous ne fçauriez
douter de ce qu'ils font capable de faire par tous les crimes
qu'ils ont déja commis. D'ailleurs le défefpoir d'avoir perdu
leur proye, de fe trouver fans
bien, fans honneur, & bannis
de leur patrie, les portera fans
doute à toutes fortes d'extrêmités. Vous en feriez tôt ou tard
la victime, malgré toutes vos
précautions ; il n'y a point de
rempart à l'abri de la trahifon.
Je fuis donc d'avis que l'on ac-

cepte la propofition d'Anaxandre., & qu'il cherche par le
moïen qu'il vient de nous pro-
pofer, à détruire deux ennemis
qui ne font à craindre que par
leur lâcheté.

O mon Pere, s'écria Lideric,
font-ce-là les principes de vertu
que vous m'avez enfeigné jufqu'à prefent. Quoi vous con-
fentiriés que l'on m'imputât de
m'être vengé par un indigne
artifice. Ah! que plûtôt mes
ennemis m'acablent de toutes
leurs fureurs que de me fervir
d'une voye indigne pour m'en
deffendre. S'il faut que j'y fuc-
combe je n'aurai du moins rien
fait qui puiffe flétrir ma me-
moire. Vous parlez en Prince
généreux, interrompit Rotilde:
mais convenez, Lideric, que
ce langage eft plus noble que
tendre. Si le fort nous unit,

G v

comme il y a lieu de s'en
flatter quelle perſpective pour
une tendre épouſe ? Quoi je
tremblerois ſans ceſſe pour
la vie d'un Prince auquel l'a-
mour & le devoir m'attache-
roient également! De votre côté,
ne craindriez-vous rien pour
moi ? L'exemple d'Herman-
garde vous ſortiroit-il de l'eſprit? Que n'avons nous pas l'un
& l'autre à redouter, ſi vous ne
conſentés à l'expedient qui peut
ſeul nous en garentir ? En un
mot, mon cher Comte, point
d'himen entre nous, ſi un heureux moien ne nous délivre
des embuches que nous dreſſe-
roient à coup ſûr nos ſuperbes
ennemis.

Que les raiſons d'une amante
aimée ſont perſuaſivès, &
qu'une pareille menace a de
forces ſur le cœur d'un tendre

amant. Le Comte de Flandres
ne put refifter à ce que fou-
haitoit Rotilde avec tant d'empreffement ; & fans y donner
un entier confentement, il laiffa
partir Anaxandre ; qui fçachant
la route par laquelle le Comte
de Poitiers devoit revenir au
Château, vola à fa rencontre,
& tandis que la Princeffe, Lideric, & leur petite troupe re-
prenoient le chemin de Soiffons,
le jeune homme fe préparoit à
jouer fon rolle.

En effet, il n'eût pas marché
longtems qu'il reconnut celui
qu'il cherchoit, qui fuivi d'un
feul Ecuyer, venoit à lui la
vifiere baiffée. Ce fut alors que
le fourbe fe compofant le vifage & la voix : Ah ! Seigneur,
lui dit-il en l'abordant, faut-il
que je fois affez infortuné pour
me voir obligé de vous annon-

cer le plus grand des malheurs.
Ami, que me dis tu, interrompit promptement Poitiers ?
qu'est-il arrivé de sinistre à la
Princesse ? On vient de l'arracher d'entre nos bras, reprit le
Page en faisant semblant de
répandre quelques larmes. Regnatrude, en voulant s'y opposer, a reçu la mort. Et Parthenay
s'écria le Comte, n'a-t-il point
succombé en voulant détourner
cet enlevement ? Non seulement il ne s'y est point opposé,
repliqua le jeune homme ; mais
même il n'a point paru pour
la deffendre , & malgré nos
cris, rien n'a pu l'attirer à notre
secours. O Ciel ! reprit précipitament le Comte, que me fais-
tu soupçonner ? Vous n'êtes pas
le seul à former des soupçons,
reprit sans hésiter le malicieux
Anaxandre , cette tranquillité

n'eft point naturelle, & me fait croire que le Comte de Parthe-nay avoit quelque part à cette violence, d'autant mieux que les ravifleurs de Rotilde étoient mafquez, & fembloient avoir été introduits exprès dans le parc du Château : & qu'enfin pour éxécuter ce coup témé-raire, on a juftement choifi le tems où vous étiez abfent. Ah! je n'en découvre que trop pour mon repos, s'écria le furieux Comte de Poitiers, fans doute le lâche Parthenay eft l'auteur de ce complot, mais fa vie m'en répondra. Grand Dieu, pourfuivit-il, quelle a été ma foibleffe de me fier à mon rival. Allons, étouffons dans fon fang fa perfidie.

En difant cela le défefperé Poitiers, fuivi du Page & de fon Ecuyer, pouffa fon cheval

à toute bride vers le Château
qui avoit servi de prison à la
Princesse. Il y arriva dès le jour
même & n'y rencontra plus
personne. Parthenay, qui n'a-
voit point vû rentrer les Princesses le soir précédent, s'étoit
enfin impatienté de les attendre,
& ayant fait prendre des flam-
beaux à quelques uns de ses do-
mestiques, il avoit été au-devant d'elles. Mais quel fut son
étonnement & sa fureur, quand
après avoir parcouru inutile-
ment une partie du parc, il
parvint enfin à l'endroit où la
cruelle Regnatrude étoit éten-
duë par terre sans vie & baignée
dans son sang. Il se douta d'a-
bord de l'enlevement de la Princesse, & courant en diligence
vers la porte du parc, il fut
bientôt confirmé dans son idée
en la trouvant ouverte. Que

devint-il à cette vuë ? le défefpoir s'étant emparé de fon ame,
il retourna dans le Château,
& aïant fait armer en diligence
tous ceux qui fe trouverent en
état de le fuivre, il monta à
cheval, & fans fçavoir de quel
côté tourner fes pas, il fuivit à
l'avanture le premier chemin
qui fe préfenta devant lui.

Cependant, avec un peu de
réflexion, il s'imagina que ce
coup hardi venoit de Lideric,
qui aïant découvert par fes perquifitions le lieu où la Princeffe
étoit retenuë, étoit venu l'en
retirer. Sur cette idée qui lui
parut vrai-femblable, il prit en
diligence le chemin de Soiffons, efperant joindre le Comte
de Flandres avant qu'il y
fût arrivé. Mais il ne devoit
jamais efperer de revoir la Princeffe : ainfi il perdit fon tems &

ſes recherches, & quand même il eût rencontré ſon ennemi, il en auroit été ſans doute la victime. Grimoald ſans en avertir ſon Prince, lui avoit fait avoir une eſcorte conſiderable qui le conduiſit juſqu'au Palais de Dagobert.

Parthenay, au bout de quelques heures de marche, voïant qu'il ne rencontroit perſonne, & que même il ne recevoit aucune nouvelle de ce qu'il cherchoit, vit bien par la difference des chemins qu'ils avoient pris les uns & les autres, qu'il n'avoit plus aucune reſſource de ce côté-là ; & s'imaginant facilement que le Roi, inſtruit de ſa retraite, envoieroit bien-tôt des troupes pour le ſurprendre, il réſolut de retourner au Château, & de conferer avec Poitiers ſur le parti qu'il devoit

prendre pour éviter la colere
de Dagobert.

Il étoit prêt d'y arriver, lorſqu'Anaxandre qui retournoit
joindre la Princeſſe, le rencontra. Ce jeune homme avoit
abandonné le Comte de Poitiers à toute ſa rage, & ſans
prendre congé de lui, il s'é-
toit échappé la nuit du Château
pour gagner Soiſſons; mais trouvant Parthenai ſur ſon paſſage,
& ne pouvant l'éviter, il prit
ſon parti ſur le champ, & fai-
ſant ſemblant de le chercher
avec empreſſement; Enfin, Seigneur, lui dit-il en mettant
pied à terre, le hazard me fa-
voriſe, il vous offre à mes regards dans le téms que je l'eſ-
perois le moins. Je ne doute
pas que vous ne veniez de pourſuivre la Princeſſe; mais j'i-
gnore, ajoûta-t-il malicieuſe-

ment, si c'étoit de ce côté qu'il
falloit esperer de la rencontrer.
Eh ? quoi, reprit Parthenai ; te
semble-t-il douteux que Lideric
ne reconduise Rotilde à la Cour
du Roi son frere, & que ce
ne soit ici le véritable chemin
de Soissons? Je l'avouë, Seigneur, répliqua Anaxandre, mais
êtes vous bien certain que cet
enlevement vienne du Comte
de Flandres, il me paroît assez
vrai-semblable de croire que si
c'eût été lui qui eût éxécuté
ce dessein, ayant apparemment
main forte, il ne vous auroit
pas laissé tranquile dans le Château, pouvant d'un seul trait
retrouver sa Princesse, faire sa
Cour au Roi en lui livrant un
rébele sujet, & se délivrer en
même tems d'un rival redou-
table. Et qui donc faudroit-il
que je soupçonnasse de ce pro-

jet téméraire ? s'écria Parthenai, déjà ébranlé par cette ob-
jection. Je ne puis le dire po-
fitivement, lui répondit le jeune
fourbe , mais les auteurs de
cette action hardie , fçavoient
fans doute les iffuës du Parc ,
où la Princeffe fe promenoit
tous les jours. O Ciel, reprit
brufquement Parthenai, feroit-
ce le Comte de Poitiers ! Je
n'oferois trop expliquer ma penfée fur une matiere auffi délicate, repartit Anaxandre ; mais
je crois que la vrai-femblance
fur cela pourroit affez s'accorder à votre fentiment. Car enfin qui pourroit avoir donné la
mort à la Reine que quelqu'un
qui a eu lieu d'en craindre l'in-
difcrétion ? Lideric auroit-il
commis un pareil crime, fur
tout fans nulle néceffité ? que
pouvoit l'infortunée Regnatru-

de contre lui ? auroit-elle pû
feule détourner fon projet ? il
eft donc plus naturel de penfer
que celui qui a commis ce forfait, vouloit en l'éxécutant, que
cette Reine ne pût nommer
le ravilleur de la Princeffe.

Parthenai pendant ce dif-
cours, avaloit à longs traits le
poifon dangereux qui fe trouvoit caché fous l'apparence de
la vérité. Auffi reprenant la
parole avec une fureur incon-
cevable : C'en eft fait, s'écria-
t-il, je ne doute plus de l'auteur de mes peines. Tu mour-
ras, perfide, le Ciel & l'Enfer
même ne peuvent te fouftraire
à ma jufte vengeance. Après
ces mots impétueux, il demanda tout troublé au Page, dans
quel lieu il pourroit trouver le
lâche Comte de Poitiers, afin
de ne point différer à le punir

de fa trahifon, & de fçavoir la retraite de Rotilde. Il y a apparence, lui répondit le Page, s'il eft l'auteur de la perfidie dont vous le foupçonnez, que Rotilde n'eft point éloignée de ces lieux, puifque le Comte de Poitiers eft actuellement dans le Château, où peut-être vous attend-il pour détourner par fa préfence, les foupçons que vous pourriez concevoir contre lui. Le lâche, s'écria Parthenai, n'endormira point ma vigilance par cette démarche. Allons, pourfuivit-il, lui arracher fon fecret ou la vie.

A ces mots, il s'avança au grand galop vers le Château, dans le deffein d'immoler fon rival à fa jufte colere. Le Page le fuivit quelque tems, & feignant enfuite de raccommoder quelque chofe à la bride de

son cheval, il demeura derriere, & ayant bientôt perdu
de vûë le Comte de Parthenai
& sa suite, il reprit le chemin
de Soissons avec toute la vitesse
possible, très satisfait en lui-même de l'horrible discorde qu'il
venoit de souffler entre les deux
ennemis de Lideric.

En effet, sa fourberie produisit tout le fruit qu'il avoit
lieu d'en esperer. Parthenai aïant
paru devant la porte du Château d'Amerie, envoya dire
au Comte de Poitiers par un
de ses Ecuyers qu'il eût à sortir armé de toutes pieces, &
qu'il le provoquoit au combat.
A ce défi Poitiers parut un peu
surpris, mais se remettant promptement : Quoi, dit-il, en se
tournant du côté de l'Ecuyer
de son rival, Parthenai prétend-
il par cette générosité apparente

mafquer fa perfidie ? allez continua-t-il , je vais vous fuivre ,
& j'efpere avant qu'il foit peu ,
le faire repentir de fon audace
& de fa trahifon. 'Après ce peu
de mots , il prit fes armes , &
montant à cheval il fe rendit
où fon ennemi l'attendoit.

La colere les aveugloit tous
deux de telle forte , que fans
entrer dans aucune explication,
ils mirent l'épée à la main , &
fe précipiterent l'un fur l'autre
avec une animofité qui ne devoit pas long - tems laiffer le
combat incertain. Auffi fut-il
bientôt terminé , le Comte de
Parthenai après s'être deffendu avec toute la valeur imaginable , tomba fans fentiment
fur le fable percé de plufieurs
coups. Poitiers voulant profiter
de fa victoire , & découvrir
où étoit fa Princeffe , fit em-

porter son malheureux rival
dans le Château, & n'oublia
rien pour lui rendre l'usage de
la parole, ce qui lui réussit à
force de remedes ; mais quel
fut son étonnement, lorsqu'a-
près s'être expliqué avec le mourant Parthenai, il eut appris
de lui, que bien loin d'avoir
participé à l'enlevement de Rotilde, il le soupçonnoit lui-même de l'avoir éxécuté. Ils se
jurerent tous les deux avec mille
sermens qu'ils n'y avoient aucune part, & conjecturerent
enfin qu'Anaxandre, gagné apparemment par Lideric, les
avoit joué l'un & l'autre pour
les perdre.

Cette imagination qui leur
parut vrai-semblable, jetta les
deux Comtes dans une surprise
extrême : mais bientôt Poitiers
en sortit pour entrer dans une
fureur

fureur inexprimable ; il jura d'en
tirer une vengeance terrible.
Le foible Parthenay le regardant
alors avec des yeux où la mort
paroiſſoit déjà peinte ; Voulez-
vous m'en croire , Poitiers , lui
dit-il , étouffez pour jamais un
reſſentiment qui vous condui-
roit tôt ou tard à une triſte fin.
Nous avons l'un & l'autre ce
que nous avons mérité. Le juſte
Ciel nous fait ſentir avec raiſon le poids de ſon courroux.
De quoi devons - nous nous
plaindre ? ne faut-il pas s'attendre de voir à la fin triompher
la vertu ? Nous l'avons indignement pourſuivie , il eſt juſte
qu'elle nous en puniſſe. Pour
moi , quoi que je ſente les approches de la mort je les vois
ſans horreur. Je me crois trop
heureux d'avoir le tems de me
reconnoître & de déteſter mes

Partie II. H

crimes. Imitez-moi, mon cher
Comte ; ce n'est plus un rival
qui vous en presse , un mouvement secret me porte à le
faire : peut-être que le Ciel veut
se servir de ma voix pour vous
ouvrir les yeux. Profitez de ce
qu'il fait en votre faveur. Je suis
son interprete : repentez-vous
de vos fautes, ou frémissez des
malheurs qu'elles vous attire-
ront. Après ce salutaire conseil , ajouta-t'il , je n'ai plus rien
à dire. Laissez-moi de grace
jouir en liberté du tems qui me
reste à vivre , afin que j'en em-
ploye les instans à tâcher de
fléchir la misericorde du Ciel.
Après ce discours le Comte de
Parthenay se tourna de l'autre
côté ; & se renfermant tout
entier en lui-même , il expira
dès la nuit suivante dans des
sentimens , qui selon toutes les

apparences lui attirerent le pardon de ses fautes.

Pour Poitiers, cette vûe, les discours de son rival, & le mouvement subit d'une grace superieure, le frapperent à un tel point, qu'aïant mis en peu de jours ordre à ses affaires, il s'alla jetter dans un Monastere où la sainteté de sa vie répara les désordres où l'amour l'avoit entraîné. Amerie même fut si frappée de la mort de Parthenay, de celle de Regnatrude, & de la conversion de Poitiers, que par un effet de la puissance divine, son cœur s'émût, & le masque de l'hipocrisie qu'elle avoit jusqu'alors porté avec tant d'indignité, fit place à la vertu dont elle donna des preuves autentiques jusqu'à sa mort.

Cependant, Rotilde & Li-

deric étoient arrivés à Soiſſons.
Le Roi les y avoit reçu avec des
tranſports de joye qui furent
ſuivis du contentement général
de toute la Cour. Les fêtes &
les tournois en furent les témoins publics, chacun s'efforça
de témoigner le plaiſir qu'il
reſſentoit de revoir la Princeſſe.
Anaxandre qui avoit été intro-
duit à l'audience de Dagobert
par Rotilde, y avoit raconté
publiquement l'indigne ma-
neuvre de Regnatrude, & des
deux Comtes. On y deteſtoit
encore leur lâcheté, lorſque les
nouvelles arriverent à la Cour
de la fin tragique de Parthénay,
& du parti ſalutaire qu'elle avoit
fait prendre au Comte de Poitiers. L'on admira les effets de
la Providence, qui ſouvent par
des routes extraordinaires nous
conduit au port. Le Roi combla

de louanges & de préfens le jeune Anaxandre.

Le feul Liderio ne pouvoit fe confoler de la perte de fes deux rivaux. Sa délicateffe étoit bleffée de s'en voir défait par une diffimulation peu convenable à la générofité de fon ame. En vain Rotilde & Grimoald s'efforçoient de lui faire comprendre que fans cet artifice où il n'avoit point participé, ils auroient été fans doute tôt ou tard la victime de ces deux lâches Comtes ; tous ces raifonnemens ne pouvoient le fatisfaire. Le Roi lui en parla : & quoiqu'il ne pût entierement le blâmer d'une délicateffe dont tous les grands cœurs doivent être fufceptibles , il chercha par toutes fortes de moïens à le calmer. Il fe fervit enfin du feul auquel le Comté de

Flandres ne pouvoit réſiſter. Ce fut l'accompliſſement de ſon mariage avec la belle Rotilde. Dagobert en ordonna les préparatifs avec une magnificence Roïale,

Jamais fête ne fut attendue avec plus d'impatience. L'amour alloit unir deux perſonnes qu'il ſembloit avoir pris plaiſir à former lui-même, & que la fortune avoit longtems ſéparées. Le Roi étoit charmé de contribuer à la felicité de deux cœurs ſi accomplis. Il aimoit Lideric, non-ſeulement comme un fils, mais encore comme un homme d'un mérite & d'une probité conſommée. Il le conſultoit ſur toutes les affaires les plus épineuſes, & ſe faiſoit une loi de ſuivre ſes conſeils, dont il connoiſſoit tout le prix par la réuſſite dont ils étoient prefque toujours fuivis.

Un jour le Roi le fit entrer dans fon cabinet, & l'aïant fait affeoir auprès de lui : Lideric, lui dit-il, quoique vous foyez encore dans votre premiere jeuneffe, la prudence & la raifon ont tellement prevenu chez vous l'âge où d'ordinaire elles s'infinuent dans l'efprit du refte des hommes, que je prétends vous confulter fur la chofe du monde qui m'eft la plus importante. Je commence à fentir les approches de la vieilleffe. Bientôt l'âge glacera mes fens. Peut-être que mon efprit fe laiffera appefantir fous les infirmités. Que fçait-on, pourfuivit ce fage Monarque, fi dans cet état je ferai capable de prendre un parti convenable à ma gloire & au bonheur de mes peuples. Eloigné de vos avis, les flatteurs hypocrites ſe pourront prévaloir dé ma foibleſſe pour me conduire à des démarches auſſi utiles à leurs projets, que contraires à ma réputation : il n'eſt qu'un moïen d'éviter cette fatale extrêmité. Je veux laiſſer à mon fils un ſage & zélé conducteur, ſur lequel je puiſſe me repoſer pendant le reſte de ma vie du fardeau pénible du Gouvernement, & qui après ma mort ſoit capable de ſoutenir Clovis contre les aſſauts d'une minorité. En un mot je voudrois un homme qui, ſans abuſer de ſon autorité de Maire du Palais, conduisît mes peuples avec douceur, & rendît quelques jours mon fils digne du Trône où la nature l'appelle. Mais grand Dieu ! où trouver ce mortel ſi néceſſaire ? Qui m'ap-

prendra à démêler fon véritable
caractere fous le mafque d'une
diffimulation fi ufitée à la Cour
des Rois ? Chacun s'y déguife
avec art. Ce font les mouvemens du Prince qui réglent
ceux des courtifans. On n'y voit
que par fes yeux : fes difcours
font applaudis & repetés : on
s'y conforme. Ses démarches
même les plus imprudentes font
approuvées : on cherche à leur
donner une interprétation favorable. En un mot, femblables
à une glace qui repréfente les
objets qui s'offrent beaux ou
laids devant elle , les Rois font
refléchir fur ceux qui les en-
vironnent leurs bonnes ou mau-
vaifes qualités , par l'attention
continuelle que l'on fe donne
à vouloir les imiter. Ainfi , cher
Lideric , quelle affurance un
Monarque fenfé peut-il prendre

fur ce qui n'a que la fimple apparence ? & comment faire un
jufte choix parmi tant de perfonnes qui n'offrent à mes regards que des conduites & des
fentimens uniformes ?

Il eft vrai, Seigneur, répondit
Lideric, que le difcernement
jufte femble être auffi difficile
qu'embarraffant dans une fem-
blable conjonĉture. Auffi pour
n'y être point trompé, j'offre à
votre Majefté un fujet digne de
remplir la place importante
dont vous parlez. Je fçai que
Grimoald, interrompit Dagobert, a toutes les qualités, néceffaires pour foutenir avec
honnéur le pofte éclatant que
je cherche à remplir. L'excel-
lente éducation qu'il vous a
donnée parle affez glorieufe-
ment à fon avantage. Mais, Lideric, la politique s'oppofe au

choix que j'en pourrois faire.
Sa naiſſance eſt obſcure , &
quoi qu'il ſoit infiniment plus
glorieux de dévoir toute ſa
gloire à ſon mérite perſonnel
qu'à la vaine chimere d'une
naiſſance diſtinguée ; chacun ne
penſe point ainſi. Les grands
Seigneurs de ma Cour , piqués
d'être obligés de céder à un
étrangers , obéiroient avec ré-
pugnance , ou peut-être n'obéiroient pas à quelqu'un qui leur
feroit inférieur. : mes peuples
ſuivroient ſans doute leurs ſentimens & leurs exemples. Ainſi
loin de procurer à mes ſujets
l'heureuſe tranquillité qui fait
l'objet de tous mes vœux ; je
ne leur offrirois que le flambeau
de la diſcorde & la voye fatale
à la rebellion. Auſſi n'eſt-ce
point Grimoald dont j'ai prétendu parler à votre Majeſté,

répondit le Comte de Flandres.
J'avois déja preſſenti tous les
inconveniens de ce choix: mais,
Sire, l'Hermite Lideric qui a
pris ſoin de mon enfance, me
paroît digne d'un pareil honneur. Sa naiſſance eſt illuſtre,
ſuivant ce qu'il nous en a dit
pluſieurs fois lui-même : d'ailleurs ſon eſprit, ſa ſageſſe, &
ſon extrême probité le mettent
à portée, non-ſeulement de ſoutenir les honorables privileges
de la Couronne, mais encore de
la porter lui-même. Ordonnez-
lui donc, Seigneur, de ſe rendre
en ſecret à la Cour : qu'il vous
dévoile le ſecret de ſa naiſſance ;
& ſi elle ſe trouve conforme aux
vertus éminentes qui brillent
dans toutes ſes actions, n'héſitez
point, Sire, à mettre le Prince
votre fils entre les mains d'un
homme qui le rendra digne de

l'admiration de ſes ſujets. Voilà, Seigneur, continua Lideric, le ſeul conſeil que je puiſſe donner ſur cela à votre Majeſté; & je compte par lui m'acquitter en partie des immortelles obligations que j'ai à mon illuſtre bienfaiteur. Il eſt vrai, mon cher Lideric, répondit Dagobert en embraſſant ce Prince, cet avis eſt judicieux, & ſera ponctuellement ſuivi; mais me répondez-vous que le ſage ſolitaire dont vous me faites une deſcription ſi avantageuſe, ſoit ſenſible à l'honneur que je lui deſtine? Il ne s'eſt ſans doute retiré du fracas tumultueux de ce monde que pour achever ſes jours dans une douce tranquillité : voudra-il ſe livrer encore à l'inconſtance de la fortune? L'ambition enfin aura-t'elle aſſez de force pour ſe faire ſentir dans l'ame de cet

heureux Philoſophe? Ce ne ſera
point ce motif honteux , reprit
le Prince de Dijon , qui déter-
minera Liberic , & le détachera
de ſon obſcurité : l'envie d'être
utile à un des plus grands Mo-
narques de la terre, & ſi je l'oſe
dire, la tendre amitié qu'il me
conſerve depuis pluſieurs années , le forceront , à ce que
j'eſpere, à quitter ſa ſolitude.
Je ſuis donc d'avis que votre
Majeſté envoie à ſon Hermitage un homme de confiance,
qu'elle chargera d'une lettre
preſſante pour Liberic ; & moi
de mon côté je ferai partir Grimoald qui joindra à ſes vives
perſuaſions un billet de ma part,
par lequel je mettrai tout en
uſage pour attirer ici un tréſor
ineſtimable pour le Prince Clovis en particulier, & pour tout
votre Roïaume en général.

Dagobert goûta cette propofition. Il en remercia le Comte de Flandres ; & pour ne point perdre de tems à fuivre ce projet, il fit appeller Adubec, Capitaine de fes Gardes, en qui il avoit une extrême confiance, & le chargea d'une lettre pour l'Hermite avec ordre de fuivre Grimoald, & de garder l'un & l'autre un fecret inviolable fur le fujet qui les éloignoit de la Cour. Dès le lendemain de cette délibération, ces deux Députés partirent pour la Flandres dans le deffein de ne rien oublier pour réuffir dans une commiffion qui intereffoit leur Prince & leur propre gloire.

Cependant l'heureux jour après lequel le Comte de Flandres foupiroit avec tant d'ardeur arriva : la belle Rotilde & lui furent unis par les liens les plus indissolubles. Le Roi combla ces fortunés époux de caresses & de présens, & pour célebrer cette fête avec éclat, on commença dès le jour même le plus fameux tournois qui se fût jamais vû. Ce fut un Prince d'Espagne, nommé Sinnenandus qui en fut déclaré le principal tenant. Son adresse & sa valeur etoient généralement estimées. Depuis fort peu de tems ce Prince étoit à la Cour pour demander au Roi son secours contre Sentille, Roi des Visigots, qui avoit fait plusieurs torts à ses sujets, & qui même par une lâche surprise s'étoit depuis plus d'un an rendu maître d'une Place forte, appartenante à ce Prince, dont il avoit enlevé la mere & la sœur qui s'y croïoient en sûreté. Dagobert lui avoit promis sa protection,

& l'armée que l'on deſtinoit
contre Sentille devoit inceſſam-
ment ſe rendre ſur les frontieres
d'Eſpagne , commandée par
deux fameux Chevaliers de la
Cour , nommés Yvon & Ve-
neand. Une telle protection
avoit acquis à Dagobert le cœur
de ce brave Sinnenandus ; &
pour en témoigner ſa recon-
noiſſance au Roi & au jeune
Comte de Flandres , qui avoit
ſollicité en ſa faveur, il ſe fit
nommer chef du tournois qui
avoit été publié par toute l'Europe en faveur du mariage de
Lideric & de Rotilde.

Il arriva donc de tous côtés à
Soiſſons une foule de Chevaliers étrangers qui venoient
chercher à s'y ſignaler. Pluſieurs
y réuſſirent avec éclat , parmi
leſquels on en diſtingua un qui
ſeul oſa réſiſter à Sinnenandus,

& n'en fut point abbatu. On remarqua même que cet Inconnu baiſſoit ſa lance devant le Prince, & paroiſſoit le vouloir menager. Cette remarque & cette courageuſe réſiſtance exciterent la curioſité du Roi. Il fit prier ce vaillant Chevalier de s'approcher de ſon échaffaut, & de lever la viſiere de ſon caſque : ce que le Chevalier n'accorda qu'avec beaucoup de peine. Il ſe découvrit enfin, ſa phiſionomie répondoit à ſa valeur ; elle étoit noble & fiére : ſa taille étoit haute & dégagée. En un mot cet Inconnu avoit de quoi s'attirer les regards par un certain air de grandeur qui ſe trouvoit répandu dans toute ſa perſonne.

Dagobert en fut frappé auſſi bien que tous ceux qui le virent ; & le jugeant ſuivant les

apparences d'une naiſſance diſtinguée, il lui demanda poli-
ment s'il pouvoit ſans indiſcre-
tion s'informer de ſon nom, afin
de lui faire rendre dans ſa Cour
ce qu'il croïoit lui être dû. A
cet obligeant diſcours du Roi,
l'Etranger aïant fait une profonde révérence : Je ne ferois
aucune difficulté d'apprendre à
votre Majeſté ce qu'elle ſouhaite de ſçavoir , répondit-il :
ſi je ſçavois ma véritable naiſſance ; mais, Sire, auſſi inconnu
aux autres qu'à moi-même , j'i-
gnore qui je ſuis, & les nobles
ſentimens de mon cœur font
ſeuls le brillant de ma généalogie.

Ah ! traitre , s'écria à ces
derniers mots un Chevalier
étranger qui s'étoit avancé comme les autres pour écouter cette
converſation , tu as démenti
bien lâchement ces nobles ſen-

timens dont tu te vante avec
tant d'audace. Sire, pourfuivit
ce dernier Inconnu en levant la
vifiere de fon cafque, je fuis
Samon, Roi des Sclavons. La
liberté des tournois, & l'efperance d'y rencontrer ce traitre,
m'ont fait fortir de mes Etats
pour me rendre en cette Cour:
& quoique la difference de nos
réligions laiffe peu de corref-
pondance entre nous, la paix
qui regne entre nos Etats, &
votre réputation qui eft fi avan-
tageufement établie dans les
Roïaumes les plus éloignés, me
font efperer que votre Majefté
me rendra la juftice que la bonté
de ma caufe va vous demander. Ce jeune homme, continua
Samon en montrant le premier
Chevalier, eft mon efclave. Je
l'ai élevé à ma Cour dès fa plus
tendre enfance. Mais avant de

passer outre, il est bon que j'informe votre Majesté d'une de nos anciennes coûtumes, afin de vous faire connoître le droit que j'ai sur lui.

Dans un certain tems de l'année, les Sclavons font des courses dans les Païs étrangers, & sans faire de dégât à moins qu'on ne leur résiste, ils enlevent tous les enfans qu'ils peuvent rencontrer de quelque âge qu'ils puissent être, que l'on instruit dans l'art militaire, & dont nous formons ensuite un corps qui passe avec raison pour le meilleur de nos troupes. Ce Chevalier est dans le cas : il a raison d'ignorer l'auteur de ses jours, il fut arraché si jeune d'entre les bras d'un inconnu qu'il ne peut en conserver aucune mémoire. Ce qui est de certain, c'est que la phisionomie

de cet enfant me prévint tellement en fa faveur, que j'en
fis prendre un foin particulier,
& que ma tendreffe pour lui
augmenta jufqu'à un tel point,
que je le regardai comme mon
propre fils. Il fçait que je ne
m'en fuis jamais démenti, je
l'ai comblé de biens & d'hon-
neurs, & pour m'en payer, l'in-
grat à qui j'avois confié mon
amour pour une efclave chré-
tienne, a trouvé moyen de la
féduire & de me l'enlever. Que
penfez-vous, Sire, pourfuivit
Samon, d'un pareil procédé ?
Y a-t-il de punition affez forte
contre une perfidie fi atroce.

Que répondez vous à cette
accufation, Chevalier, dit Dagobert, en fe tournant vers
le jeune efclave ? & fe pourroit-il effectivement que d'auffi
belles apparences couvriffent un

perfide ? Je n'ai rien à répli-
quer pour me deffendre, répondit hardiment l'inconnu. Tout
ce que vient d'avancer Samon,
est dans l'exacte vérité. Je lui
dois tout, & j'ai enlevé sa maîtresse : mais tous ses bienfaits
ont-ils pu réparer le tort qu'il
m'a fait en m'arrachant du sein
de ma famille contre le droit
des gens ? n'est-ce point une
coûtume barbare d'enlever des
enfans pour leur faire peut-être
changer de religion, & pour
s'approprier leurs services quelques fois contre leur propre
Patrie ? En un mot, pourquoi
de libre que j'étois me fait-il
son esclave, & suffit-il d'être
Roi pour avoir un droit des-
potique sur les libertés ? Il est
vrai que ce n'a été que pour
me combler de faveurs qu'il me
l'a ravie, mais à qui en ais-je

l'obligation ? n'eſt-ce point à
mon heureux deſtin ? ſi par un
effet du hazard, je n'euſſe trouvé grace devant ſes yeux, quel
eût été mon ſort ? & d'ailleurs,
Sire, de quel prix n'a-t-il point
fallu acheter les bonnes graces
de ce Prince ? On m'a peut-être
forcé d'abandonner le culte de
mes peres pour embraſſer le Pa-
ganiſme. Je reſſens les efforts
que l'on m'a fait en cette occaſion aux mouvemens ſecrets
de ma conſcience. En faut-il
davantage pour me juſtifier, &
dois-je y ajouter que le tendre
amour ne laiſſe dans les cœurs
qu'il attaque que le ſeul deſir
de ſe ſatisfaire ? Samon aimoit
Agadienne, & s'en voïoit hai,
je l'adorois, & j'en étois aimé,
Il vouloit la forcer à renoncer
au Chriſtianiſme & à l'épouſer.
J'étois ſon unique reſſource.
Quel

Quel parti falloit-il prendre pour
lui faire éviter deux écueils
qu'elle craignoit autant que la
mort. Il n'y avoit que la fuite
qui pût l'en garentir : je l'y ai
engagée, voilà mon crime?

En est-il un plus affreux, s'e-
cria Samon transporté de rage!
Sire, continua-t-il, je vous demande une vengeance mémo-
rable contre un esclave fugitif
qui croit trouver un azile dans
votre Cour. Il mérite la mort
par trois chefs irrémissibles. Il
viole impunement le respect
qu'on doit aux têtes couronnées;
il trahit lâchement son bienfaiteur, & se joue avec audace
de la religion dont il cherche
à couvrir l'énormité de son forfait. Il ose avancer que je l'ai
forcé à suivre le culte de nos
Dieux. Pouvoit-il discerner de
quelle religion étoient ses peres

Partie II. I

lorsqu'il me fut amené ? peut-
être étoient-ils de la mienne ; &
par conséquent il se peut qu'il
suive leur loy. Il est donc visible
que les mouvemens de sa confcience ne sont qu'imaginaires
pour séduire en sa faveur les
Chrêtiens qui viennent de l'é-
couter. Ainsi, Dagobert, poursuivit fiérement Samon, je vous
somme comme Roi, de rendre
justice à votre égal, & de juger
par vous-même ce que vous
exigeriez de moi dans ma Cour
en pareille occasion.

Samon se tut après ces derniers mots, & sembloit attendre avec impatience la réponse
du Roi : elle fut enfin à son
avantage. Les apparences con-
damnoient le Chevalier inconnu, & quoi que ce fût avec
regret, Dagobert fut contraint
d'ordonner que l'on le con-

duisît dans une obscure prison
jusqu'à nouvel ordre.

Cette action, toute équitable
qu'elle paroissoit, fit murmurer
ceux qui en furent les témoins.
La bonne mine & la valeur
du jeune esclave, qui se nommoit Erchinoald, avoient tellement prévenu les cœurs & les
esprits, que l'on ne pouvoit
s'empêcher de se plaindre de
la séverité de Dagobert. Le
jeune Comte de Flandres, qui
s'étoit trouvé present à cette
avanture, prit ouvertement le
parti du Chevalier inconnu :
un secret mouvement l'inte-
ressoit en sa faveur. Il en parla
au Roi dans les termes les plus
forts ; mais Dagobert, après
lui avoir avoué qu'il sentoit
pour le brave Erchinoald une
prévention particuliere, lui fit
comprendre qu'il ne pouvoit

refuser de rendre justice à Samon, qu'il étoit véritablement
offensé, & qu'enfin s'il per-
sistoit dans sa colere, il ne
pourroit s'empêcher de lui livrer son esclave pour le faire
mourir suivant les loix. Cette
déclaration fit trembler Lideric; & quoi qu'elle lui parut
fondée sur l'équité, il ne pouvoit s'y conformer.

Cependant le tournois se
maintint avec la même gloire
pour le vaillant Prince d'Espagne, & les Chevaliers étrangers furent contraints de retourner dans leur patrie, peu satisfaits de l'honneur qu'ils y
avoient acquis. Dagobert combla de justes louanges le brave
Sinnenandus. Lideric ne pouvoit assez lui marquer sa reconnoissance, & Samon même,
à qui le Roi avoit fait donner

un appartement magnifique
dans le Palais, ne put s'empêcher de témoigner à l'Efpagnol le cas qu'il faifoit de fa
valeur, quoique ce Roi fût peu
fatisfait de la conduite de Sinnenandus à fon égard.

Ce brave Prince d'Efpagne
avoit remarqué, comme toute
la Cour, qu'Erchinoald dans
les courfes qu'ils avoient faites
l'un contre l'autre, avoit paru
le ménager. Cette moderation
dont il n'avoit pu découvrir le
motif, l'avoit attaché au parti
de ce généreux Chevalier : de
façon qu'après le tournois, aïant
appris ce qui s'étoit paffé contre Erchinoald , il fe déclara
ouvertement fon protecteur , &
offrit même à Dagobert de foutenir par les armes la caufe de
ce vaillant Inconnu. Le Roi
des Sclavons, qui n'avoit point

ignoré cette démarche, en étoit vivement offensé.

Les chofes étoient en cet état à la Cour de Dagobert , pendant qu'Adubec & Grimoald faifoient le chemin de Flandres. Ils arriverent enfin à l'Hermitage de Lideric ; ils lui préfenterent les lettres dont ils étoient chargés. Le fage Hermite fut extrêmement furpris d'un meffage auquel il n'avoit pas lieu de s'attendre : il rejetta d'abord avec fermeté les propofitions qu'on lui faifoit. Que me demandez-vous? s'écria-t'il après qu'il eut achevé la lecture des lettres du Roi & du Prince de Dijon. Quoi, c'eft vous, Grimoald, qui chêrchez à féduire ma raifon ! vous qui pendant le cours de plufieurs années m'avez paru fi fage & fi retenu , vous cherchez à me

pousser dans le précipice, &
vous avez la cruauté de le couvrir de fleurs. Non, non, je
ne me rendrai point aux flat-
teuses amorces dont vous pré-
tendez m'éblouir : mon âge &
mes malheurs sont d'invincibles
obstacles à ce que vous me demandez. Encore une fois, que
me proposez-vous ? Adubec &
Grimoald ne pouvoient s'empêcher de convenir en eux-mê-
mes que la généreuse résolu-
tion de l'Hermite ne fût fondée sur la sagesse ; mais comme
ils vouloient réussir dans leurs
projets, Grimoald prit la parole : Les Cours des Rois, lui
dit-il ne se ressemblent pas toujours : humbles adorateurs du
Prince, les courtisans attendent
ses exemples pour se déclarer
dans la vertu ou dans le vice.
Si cette idée est juste, rappellez-

vous le caractere de Dagobert, & vous verrez d'un coup d'œil celui qui domine à la Cour de ce Prince. Que n'ajoutez-vous, poursuivit Adubec, que quand même toute la Cour de France seroit généralement infectée des mêmes défauts que celles des autres Princes, ce devroit être une raison solide pour déterminer Lideric à nous suivre. Le poste éclatant qu'on lui destine va le mettre à portée de faire briller sa justice. L'exemple qu'il donnera sera suivi de tous les courtisans par feinte ou par persuasion : l'une & l'autre auront la même forme, & le peuple, sans vouloir chercher à les démêler, en ressentira les utiles effets.

Pendant ce discours l'Hermite baissoit les yeux, & se sentoit pénétré par la force de

la verité. C'eſt pourquoi après
avoir gardé quelques momens
le ſilence, il le rompit enfin
pour aſſurer Adubec & Grimoald qu'il ſe rendoit à leurs
vives ſollicitations, & qu'il
alloit ſacrifier ſon repos au
bonheur qu'il eſperoit pouvoir
produire.

En effet ils partirent quelques jours après tous trois, &
arriverent en peu de tems à la
Cour. Le Comte de Flandres,
chez qui ils deſcendirent, fut
charmé de revoir ſon bienfaiteur & celui à qui il devoit la
vie & l'éducation. Il le ſerroit
entre ſes bras, & ne pouvoit
trouver de termes aſſez vifs
pour lui marquer ſa reconnoiſ-
ſance. Lideric de ſon côté ver-
ſoit des larmes de joye d'avoir
contribué à la felicité du plus
aimable de tous les hommes.

I v

Enfin après ces premiers mouvemens le Prince de Dijon
aïant fait avertir le Roi de l'arrivée de Lideric, ils se rendirent tous quatre le lendemain
matin dans le cabinet du Roi
qui les attendoit

Ce Monarque alla au-devant
de l'Hermite, & lui tendant la
main : Le Comte de Flandres
m'a parlé si avantageusement de
vous, lui dit-il, l'éducation que
vous lui avez donnée est si belle,
& la façon dont vous l'avez
secouru est si noble, que je
n'ai pu resister à la curiosité de
connoître un homme capable
de tant d'actions généreuses.
Livrez-vous donc, sage Hermite, à l'envie que j'ai de sçavoir qui vous êtes. J'avois des
raisons assez particulieres, lui
répondit l'Hermite, pour cacher à jamais ma naissance &

mes avantures ; mais outre que
les unes & les autres ne peuvent
plus me porter aucun préjudice,
je ne puis réfifter à la volonté
d'un Roi aimé & refpecté de
toute l'Europe : je vais donc,
Sire, vous raconter en abregé
mes infortunes.

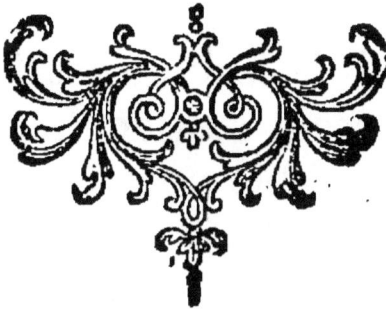

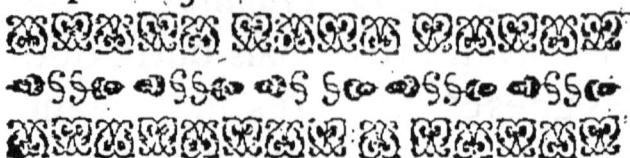

HISTOIRE D'EGNA,

PRINCE

DE BRETAGNE.

JE suis le second des fils de Judicael, Roi de Bretagne: mon véritable nom est Egna. Votre Majesté peut se ressouvenir qu'une émotion populaire qui arriva dans mon Païs, où plusieurs François périrent misérablement, attira sur mon pere votre indignation. Vous l'accusâtes d'avoir voulu se liguer avec les Poitevins & les Gascons, quoi que l'amour en

fût la véritable cause. Mais enfin, les apparences condam-
noient Judicael, elles étoient
d'autant mieux fondées, que
ce Prince s'étoit déja joint avec
les mêmes Gascons pour faire
la guerre à Clotaire, dont il
n'avoit eu le pardon qu'avec
une peine extrême. Ainsi prenant cette nouvelle accusation
pour une rechute criminelle,
votre Majesté fit assembler de
tous côtés ses troupes pour fondre sur la Bretagne. Il fallut
enfin pour détourner la tempête qui ménaçoit ce malheureux Royaume, que mon pere
se rendît à votre Palais de Cli-
chy, où vous teniez pour lors
votre Cour. Ce fut là, qu'en
présence de tous les Princes
& les Seigneurs François, Judicael vous fit hommage du Païs
de Bretagne, & promit pour

lui & pour fes fucceffeurs, de la tenir deformais en fief des Rois de France.

Après cette crüelle & né-ceffaire démarche qui porta le coup mortel à la Bretagne, mon pere retourna dans fes Etats. Peu de jours après fon arrivée, il me fit appeller dans fon cabinet, où je trou-vai mon frere aîné qui s'appelle Cinorix, & un de mes oncles nommé Indeberge, deftructeurs fatal du bonheur de mes jours. Je viens, nous dit-il, de con-clure le honteux traité qui nous affervit à la Couronne de Fran-cé. C'eft vous, cruel Indeberge, qui avez impofé à votre Païs cette tache ignominieufe. C'eft votre honteufe & criminelle flâme qui produit le malheur commun. C'eft vous auffi, Ci-norix, qui par une protection

que vous fçavez injufte dans
le fond de votre ame, avez
couvert d'un opprobre éternel
un Royaume auquel vous devez fuccéder ; mais puifque
votre barbare obftination a produit un mal fans remede, foyons
à jamais fideles au ferment qui
nous lie, que rien ne foit capable de nous le faire en-
fraindre. Quelque fâcheux que
foit un joug que l'on s'eft impofé, on doit inviolablement
s'y foûmettre, la parole des
Rois doit être immuable, ainfi
puifque vous m'avez contraint
à la fatale néceffité de plier fous
des loix étrangeres, foyons y
éternellement attachés. Mais
du moins, pourfuivit-il en s'at-
tendriffant, donnez - moi la
douce fatisfaction avant ma
mort, de voir éteindre la funefte difcorde qui regne entre

vous depuis quelque tems.
Vous, Cinorix, quelle animofité vous porte à trahir votre
confcience & votre frere ? que
vous a-t-il fait ? parlez, s'il fe
trouve véritablement coupable
envers vous, je fçaurai par une
févere juftice le punir de vous
avoir manqué ; mais auffi s'il
n'a rien fait qui mérite votre
couroux, pourquoi cherchez-
vous à le rendre le plus malheureux de tous les hommes ?
Et vous, mon frere, quel dé-
mon ennemi de notre tranquillité commune, vous engage à
conferver un amour injufte &
inceftueux, pour en troubler
un que vous fçavez vous même être légitime ? Indeberge,
ouvrez les yeux : Eft-il rien de
fi indigne que votre procédé ?
Ne fçavez-vous pas qu'Agarie
eft la véritable époufe d'Egna,

& pouvez - vous nourir pour
elle des fentimens que la nature condamne. Il y auroit
long-tems, Sire, reprit Indeberge, que j'aurois fçu bannir
de mon ame des defirs criminels, fi j'avois pû me perfuader qu'Agarie fût en effet l'é-
poufe de mon Neveu ; mais,
Seigneur, qui me le prouve?
Faut-il que fur la parole légere
de deux amans, je me perfuade
leur mariage. Un nœud auffi
refpectable doit - il être équi-
voque. En effet, interrompit
Cinorix, où fe voyent les cé-
remonies de l'Eglife. Où fe
cache le Miniftre qui les a cé-
lébrées, en un mot où fe trouvent
les témoignages autentiques de
leur légitime union ? Perfides,
m'écriais-je en regardant deux
hommes que j'ai peine à nommer mes ennemis, vous ne

fçavés que trop que c'eft vous
qui avez fouftrait à tous les
yeux les preuves que vous de-
mandés actuellement. C'eft votre criminelle flamme, injufte
Indeberge, qui pour fe fatisfaire vous fait oublier les loix
de l'équité & de l'honneur. Ah!
pourfuivis-je, fi vous n'en vou-
liés tous deux qu'à ma vie, j'aurois bien-tôt contenté votre
barbare fureur ; mais puis-je
fans une lâcheté inouie condef-
cendre à vos infâmes defirs?
Non, non, Prince, détrompés-
vous, fi j'ai en deffendant
l'honneur d'Agarie produit in-
nocemment le malheur de la
Bretagne, jugés fi j'aurai déformais rien à menager. He
bien, Egna, reprit Indeberge,
en fe levant brufquement, pré-
parés-vous donc à foutenir tout
ce que la fureur, l'amour & la

jalousie font capables d'inspirer
à un homme qu'aucun frein ne
peut arrêter. Et moi, Prince,
ajouta Cinorix, soyez certain
que jusqu'au dernier moment
de ma vie je soutiendrai les in-
terêts d'Indeberge ; dussai-je
m'écraser moi-même sous les
ruines de ce Roïaume, je sçaurai vous ravir Agarie aux dépens même de tout votre sang.
En achevant ces mots ces cruels
Princes sortirent du cabinet du
Roi, & nous laisserent cons-
ternés de cette affreuse réso-
lution.

Nous nous regardâmes quelque tems mon pere & moi sans
nous rien dire : il sembloit que
pénétrés l'un & l'autre des mêmes sentimens, nous cherchions
des termes assez expressifs pour
expliquer nos pensées. Enfin
rompant le premier le silence je

dis au Roi, que puisque rien
n'étoit capable d'amolir le caractere de Cinorix & d'Indeberge, il falloit me résoudre
à m'éloigner de la Cour avec
ma chere Agarie ; que nous
irions nous réfugier auprès de
Sentille, Roi des Visigots, auquel le sang nous unissoit, &
que peut-être l'absence & l'im-
possibilité de satisfaire sa bru-
tale passion, effaceroient peu
à peu du cœur de mon oncle
l'image de mon épouse. Judicaël parut surpris de cette ré-
solution ; mais enfin après quelques momens de réflexion, il
y consentit. Les deux Princes
réunis avoient un parti si
puissant à la Cour, qu'il étoit
dangereux de les porter encore
à quelque extrêmité violente.
Ainsi mon pere approuva mon
idée, & m'ordonna de m'y

préparer en obfervant, fur tout
un filence éternel ; je le lui promis , & je le quittai fur le
champ pour aller faire part du
projet à mon époufe. Mais Seigneur, pourfuivit Egna , avant
de paffer outre , je dois inftruire
votre Majefté de mon amour,
de mon mariage avec Agarie ,
de tout ce que les deux Princes
avoient fait jufqu'alors pour
nous traverfer , & enfin de la
fédition que l'amour effrené de
l'un & la lâcheté de l'autre
avoient excitée.

Agarie étoit d'une des pre-
mieres Maifons de Bretagne :
vous me difpenferés, s'il vous
plaît, d'en faire le portrait, il
rappelleroit à mon imagination
des traits qui n'étoient que trop
capables d'enchanter & les
cœurs & les yeux. Je dirai fim-
plement que le premier inftant

où je la vis, porta dans mon
ame un feu que la mort même
n'a pas eu le pouvoir d'éteindre.
Je lui déclarai ma paffion. Comme elle n'avoit qu'un but légitime, elle y répondit : le Roi,
à qui j'en parlai, confentit à
notre mariage ; mais comme le
Prince Indeberge avoit auffi
fait éclater fon amour pour
Agarie, Judicaël qui connoif-
foit le caractere violent de mon
oncle, crût devoir nous con-
feiller de nous marier en fecret.
S'il avoit pu prévoir les funeftes
fuites d'un pareil avis, il fe feroit bien gardé d'approuver une
union qui alluma pour jamais la
difcorde & la diffention entre
nous : mais Dieu ! qui auroit
pu prévoir que des hommes fe
livreroient à toutes les horreurs
que ce mariage nous a fait ef-
fuier. Judicaël au contraire bien

loin de les imaginer, efperoit
que fon frere, après la conclu-
fion de notre Hymen, étein-
droit une flâme qui pour lors
devenoit inceftueufe ; ce qui
ne feroit felon lui jamais arrivé
fi nous rendions notre union
publique avant fa confomma-
tion par les empêchemens que
ce Prince y fairoit naître.

Ces raifons qui nous paroiffoit vrai-femblables, & dont
Judicaël ne fentoit pas toutes
les conféquences, nous firent
précipiter notre deffein. Nous
fûmes donc unis ma chere Agarie & moi dans la Chapelle du
Palais par un des Aumôniers
du Roi. Mon pere ne put fe
trouver préfent à cette cérémonie, à caufe d'une légere
incommodité, (foible inci-
dent, qui cependant a donné
matiere à toutes mes infor-

tunes.) Nous n'y appellâmes
point non plus le Prince Cinorix. La liaiſon étroite qu'il y
avoit entre ces deux Princes,
& qui n'avoit pour principe
qu'une conformité de carac-
teres , nous fit appréhender
qu'il n'en avertît Indeberge.
Ainſi nous n'eûmes que quatre
témoins qui aſſiſterent à la bénédiction qu'on nous donna.

Quelques jours après Judicaël eſperant que mon oncle
étoufferoit un amour qui n'a-
voit plus rien que de criminel,
le fit appeller en ſecret, &
lui déclara notre mariage. Le
Prince , malgré ſa ſurpriſe , ſe
déguiſa ſi parfaitement, que le
Roi y fut trompé. Après quelques légeres plaintes , il feignit
de ſe conformer aux ſentimens
du Roi : il le preſſa même de
rendre notre union autentique ;
mais

mais ces dehors féducteurs n'é-
toient que pour tirer adroite-
ment le nom du Miniftre qui
nous avoit donné la bénédiction
nuptiale , & celui des quatre
témoins qui y avoient affifté.
Auffi n'eut-il pas plûtôt découvert ce fecret , qu'il l'alla auf-
fi-tôt confier à Cinorix , qui ,
quoi que fans amour n'en parut pas moins irrité. Ils s'en
fervirent pour éxécuter leur
lâche deffein. Dès le lendemain , l'Aumônier du Roi fe
trouva mort dans fon lit fans
qu'il fût poffible d'en découvrir ni l'auteur ni la caufe.

J'appris un des premiers
cette étrange nouvelle , & je
courus en diligence la porter
au Roi. Quoi que cet accident
pût être naturel , nous ne laif-
fâmes pas de trembler enfemble
de ce qu'il pouvoit produire.

Partie II. K

Hélas! ce n'étoit point en vain.
Quelques jours après, les parents d'Agarie qui étoient en
grand nombre, & des plus
grands Seigneurs de la Bretagne; se voyant soutenus par
le présomptif heritier de la Couronne, & par le premier Prince
du sang, vinrent se jetter aux
pieds du Roi pour lui demander
justice contre mon épouse qui
les deshonoroit, disoient-ils,
par le commerce criminel qu'elle entretenoit avec moi. Cinorix & Indeberge se joignirent
à leurs sollicitations, & demandoient hautement qu'elle
fût punie suivant la rigueur des
loix.

Judicael fut extrêmement
surpris de cette démarche: il
me fit appeller pour répondre
aux accusations qu'on formoit
contre Agarie & contre moi.

J'avouai le commerce dont on me faisoit un crime, mais j'ajoutai qu'Agarie étant ma légitime épouse, il étoit autorisé de Dieu & des hommes. Mon cruel Oncle à cette réponse à laquelle il s'étoit attendu, demanda au nom des parens de mon épouse, que mon mariage leur fût confirmé. C'étoit à cette preuve qu'il m'attendoit. J'appellai d'abord le Roi en témoignage ; mais comme pour notre malheur il ne s'étoit point trouvé à la cérémonie, il attesta simplement qu'un de ses Aumôniers nous avoit marié dans la Chapelle du Palais, en présence de quatre témoins, & qu'ils avoient signé le contrat de mariage. Cinorix demanda à voir l'acte dont Judicael parloit, il fut impossible de le retrouver ; ensuite Indeberge voulut qu'on lui repréſentât l'Aumônier qui nous avoit uni. Le barbare ne ſçavoit que trop que la choſe étoit impoſſible , puiſque ce malheureux Miniſtre avoit été ſa premiere victime.

Il fallut donc avoir recours aux quatre perſonnes qui s'étoient trouvées préſentes à nôtre mariage. On les fit venir en préſence du Roi : je frémis encore quand je me rappelle leur réponſe; Nous ne ſçavons dirent-ils l'un après l'autre , ce que l'on nous demande ; nous n'avons point aſſiſté au lien imaginaire dont on nous parle , & malgré le reſpect que nous devons au Prince Egna , nous n'acheterons point ſes bonnes graces par un aveu qui bleſſe la vertu & la conſcience. O Ciel , m'écriais-je , protecteur de l'innocence opprimée , ſouf-

friras-tu qu'on ose attaquer la
vertu pour commettre le plus
grand des forfaits ! Ces apof-
trophes font affez inutiles, me
dit Cinorix avec un fouris amer,
ce font de foibles armes pour
perfuader vos Juges. J'en trou-
verai peut être de plus efficaces,
lui répondis-je avec fureur ; &
puifque l'on me pouffe à bout,
il n'y a point d'extrêmité dont
mon cœur ne foit capable pour
détourner l'affront que la perfidie me prépare. On doit paffer quelque chofe à un amant
défefpéré, répliqua pour lors
Indeberge avec un fang froid
infultant ; il eft trifte de perdre
fa maîtreffe, & de la voir paffer d'entre fes bras dans une
obfcure prifon. Et qui fera celui qui ofera l'y conduire, m'é-
criais - je en le regardant fixement ?

K iij

Judicael qui avoit entendu une partie de cette conversation, craignant qu'elle ne nous portât à quelque violence, nous imposa silence. Ensuite il cher- cha de tout son pouvoir à ra- mener l'esprit des parens d'A- garie, que les Princes avoient prévenus ; mais tous ses soins furent inutiles, ils demandoient tous hautement , qu'elle fût rigoureusement punie, & me- naçoient de ne plus rien mé- nager, si on leur refusoit jus- tice. Je fis signe au Roi voyant leur extrême obstination , de faire semblant d'acquiescer à leur injuste demande, afin de me mettre à portée de détour- ner les insultes qu'on auroit pû faire à ma chere & malheureuse Agarie. Je sortis donc de l'ap- partement du Roi dans ce des- sein, & je volai chez elle ; mais,

Seigneur, concevez s'il vous
plaît quelle fut ma rage, lorſqu'y étant arrivé, j'appris que
le perfide Indeberge du con-
ſentement des parens d'Agarie,
l'avoit fait conduire ignomi-
nieuſement dans un Convent de
la Ville. Comme il étoit certain que je ne pourrois prouver mon mariage, il avoit pris
le tems que j'étois chez le Roi
pour faire commettre cette violence par ſes émiſſaires conduits
par un des parens de mon é-
pouſe.

Je ne m'amuſai point à des
plaintes vaines, je ſçus bientôt
le nom du Convent qui la retenoit, & je m'y rendis ſur le
champ. Je demandai la Supérieure, & je lui expoſai en peu
de mots, quels étoient mes
légitimes droits ſur Agarie. Je
finis enfin par la ſupplier les

larmes aux yeux de me la rendre,
ne pouvant vivre ſans elle. La
bonne Religieuſe qui m'avoit
écouté tranquillement, me répondit de même, qu'Agarie
lui avoit été confiée par ſes parens, qu'elle ne pouvoit par
conſéquent conſentir à ſon é-
vaſion, que c'étoit à moi à
prouver juridiquement mon
mariage, après quoi elle me
remettroit avec joie le dépôt
que je réclamois; mais auſſi que
ſans cette importante & néceſſaire formalité, rien au monde
n'étoit capable de la lui faire
rendre. Dans le fond, la Supérieure avoit raiſon; mais n'é-
coutant pour lors que mon a-
mour & mon reſſentiment, je
la menaçai d'arracher de force
ce qu'elle retenoit injuſtement.
Mais ma douceur & ma colere
produiſirent le même effet, on

me répondit fans s'émouvoir ,
qu'on tâcheroit à fe précaution-
ner contre des outrages inufités
jufquà préfent , que l'on fe plain-
droit au Roi , & que s'il refufoit fon appui contre mes menaces , il étoit d'autres Princes
qui feroient leurs juftes deffen-
feurs.

Je compris facilement que
la Religieufe vouloit me parler de Cinorix & d'Indeberge.
j'en pris occafion de lui demander fi elle ignoroit l'amour de
mon Oncle pour Agarie. Je
lui fis fentir avec feu l'indigne
perfonnage qu'on lui faifoit
jouer dans cette affaire , mais
tout cela fût inutile. Elle me
répondit que n'étant point du
monde , elle fe faifoit gloire
d'en ignorer les différentes intrigues , que tout ce qu'elle fçavoit pour lors , étoit que les
K v

parens d'Agarie l'accufoient d'un commerce honteux avec moi ; que pour y mettre ordre, on l'avoit conduite dans fon Convent , & qu'elle l'y garde- roit jufqu'au moment que fes mêmes parens vinffent l'en ti- rer : après ces derniers mots elle s'éloigna. J'eus beau chercher à la retenir , & la fupplier de me laiffer du moins parler à mon époufe ; rien ne me fut accor- dé ; & je me vis contraint de fortir de cette maifon le défef- poir dans le cœur.

Je me rendis auffitôt auprès du Roi , je lui racontai tout ce qui venoit de fe paffer, j'y ajoutai avec une fureur dont je ne pus me rendre le maître, que je fentois bien qu'il faudroit me réfoudre à en venir aux der- niers excès. Le Roi me blâma d'un mouvement dont il eut

été lui-même peut-être fuscep-
tible en pareille occafion. Il envoya chercher Indeberge en ma
préfence, après m'avoir fait promettre de ne me point emporter, il mit tout en ufage pour
le faire rentrer en lui-même,
Mais ce fut vainement ; le perfide Prince perfiftoit toujours
à dire, que fi effectivement
j'étois lié avec Agarie par de
légitimes nœuds, il feroit le
premier à foufcrire à notre en-
gagement ; mais aussi fi je ne
le pouvois prouver, il étoit jufte
de ne point autorifer le crime.

Je crus devoir tout tenter
pour le fléchir, c'eft pour quoi
déguifant ma jufte colere, je
me contraignis jufqu'aux plus
tendres prieres, je lui fis mille
fermens fur la vérité d'une chofe
dont il ne pouvoit douter que
par ce que fon intérêt s'y ren-

controit. Enfin ne sçachant plus comment m'y prendre, je suivis sans balancer une idée bizarre & singuliere qui me vint dans l'esprit, ce fut d'épouser encore une fois publiquement Agarie. Cette proposition toute nouvelle qu'elle étoit, fut approuvée par le Roi. Mon Oncle en fut embarrassé, & jugeant qu'elle étoit raisonnable & qu'elle mettroit tout le monde de mon parti, le cruel prit sur le champ la plus étrange de toutes les résolutions. Après avoir gardé quelques moments le silence pour la digerer en lui-même, il reprit la parole avec plus de douceur, & m'assura qu'il alloit faire goûter aux parens d'Agarie, une offre qui pouvoit seule leur rendre l'honneur, après quoi il se retira.

J'avouë que je me sentis après cette conversation, un moment de tranquillité. Nous crûmes avec assez de vrai-semblance, mon pere & moi, que ce moyen étoit infaillible pour détruire les indignes soupçons qu'on formoit contre la vertu d'Agarie, & que rien ne pouvoit s'opposer à cette autentique justification. Mais, juste Dieu! que j'étois éloigné du bonheur dont j'osois me flatter.

Dès le lendemain, le Roi qui craignoit avec raison les suites d'une affaire aussi délicate, ayant fait assembler son Conseil pour y proposer ce nouveau mariage, Cinorix & Indeberge y parurent à la tête de tous les parens d'Agarie ; & mon Oncle s'adressant d'abord à haute voix à Judicael: J'avouerai Sire, avec quelque confusion devant la noble assemblée qui

m'écoute , que l'amour que j'ai
senti jusqu'à ce jour pour Agarie , n'avoit point eu de but
légitime , je n'avois point prétendu l'époufer , & je devrois
maintenant moins y penfer , que
jamais , après l'ignominie dont
le Prince Egna l'a couverte ;
mais ma paffion étant plus forte
que mes réflexions , je me fuis
réfolu plûtôt que de la perdre
pour toujours , à faire une démarche que j'avoue moi-même
être indigne d'un Prince. Je
confens donc, pourfuivit-il , à
m'unir avec elle pour ma vie ,
& comme je me fuis attendu
que vous me refuferiez votre
confentement par l'aveugle tendreffe que vous avez pour Egna ,
j'ai cru devoir me contenter
de celui des parens d'Agarie
qui ont tous figné cet acte autentique , après le Prince Ci-

norix. En achevant ces mots,
Indeberge tira de fa poche un
contrat de mariage en bonne
forme, figné unanimement du
Prince mon frere, & de tous
les parens de mon époufe.

A cette vûë & à ce difcours,
je devins furieux, & ne me
poffédant plus, je m'avançai
vers le lâche Indeberge, &
mettant la main fur la garde
de mon épée ; Ne crois pas,
lui dis-je, que je fouffre plus
long-tems ta perfidie. Viens
m'arracher la vie, fi tu prétends
époufer Agarie, fans cela toutes
les puiffances de l'Univers réu-
nies enfemble en ta faveur, ne
te feroient pas triompher de fa
vertu & de la jufte fureur d'E-
gna. Je crains peu tes menaces,
me répondit Indeberge, & je
fçaurai t'en faire repentir ; mais
ce n'eft ici ni le tems ni le lieu ,

il me faut maintenant l'agrément
du Roi. Vous ne l'aurez jamais,
s'écria Judicael en se levant. Je
ne puis ni ne dois autoriser l'in-
ceste que l'on ose proposer ici.
Roi de Bretagne , interrompit
le furieux Indeberge , prends
bien garde à la démarche que
tu vas faire en cette occasion ,
comme il y va du bonheur de
mes jours , tu peux être assuré ,
que si tu persevere dans ton refus , j'ébranlerai ton Royaume
jusqu'aux fondemens , & sans
avoir égard au sang qui nous
lie , je sçaurai t'arracher une
puissance contraire au repos de
ma vie , pour y placer Cinorix ,
plus digne que toi de regner.
Connois-tu assez mal, Judicael ,
lui répondit le Roi , pour croire
l'intimider. Apprends puisque
tu l'ignore , que la perte de
mon Royaume & celle de

ma vie , ne me feront jamais
rien faire qui puisse donner atteinte à la plus éxacte vertu ;
heureux si en deffendant ses
droits , & en les faisant triompher , je peux répandre tout
le sang que j'ai dans les veines.
Venez donc , barbare frere ,
& toi fils dénaturé , armez tous
deux vos lâches complices. Sou-
levez contre moi toute la Bretagne ; mais n'esperez pas é-
tonner mon cœur. Jusqu'à ce
moment , répondit à son tour
Cinorix , j'ai gardé le respect
que l'on doit à son pere & à
son Roi ; mais puisqu'enfin par
l'injuste préférence que vous témoignez pour Egna , non seulement vous refusez justice à Indeberge , mais vous cherchez
encore à me rendre odieux au
peuple sur lequel je dois regner ,
pour placer apparemment sur

le trône à mon préjudice , ce
Prince cheri , n'attendez plus
de moi aucun ménagement.
Après ce difcours menaçant ,
les Princes fortirent du Confeil,
& furent fuivis de la meilleure
partie de ceux qui le compo-
foient.

Je m'avançai pour lors auprès du Roi. Il n'eft plus tems
de s'amufer à de vaines réflexions , lui dis-je, la prudence
n'eft plus de faifon ; fi nous
ne nous mettons promptement
en état de repouffer la force
par la force , nous allons in-
dubitablement être accablés.
Permettez-moi donc , Sire ,
d'aller deffendre en même tems
mon pere , mon époufe & ma
vie. Je ne donnai pas le tems
à Judicael de me répondre ;
je m'éloignai de lui fur le champ,
& j'allai me mettre à la tête de

plufieurs de mes amis, que mes
malheurs attiroient chez moi à
tous moments. Je profitai fans
differet du zele qu'ils me témoignoient, & en ayant affem-
blé un affez grand nombre , je
réfolus d'aller enlever Agarie
du Convent où elle étoit enfermée.

Indeberge m'avoit prévenu ;
efcorté de Cinorix , & fuivi de
tous les parens de mon époufe,
ils venoient de l'en tirer dans
le deffein de la forcer à lui donner la main. Il la reconduifoit
donc en triomphe à fon Palais,
lorfqu'au détour d'une ruë, nous
nous trouvâmes vis-à-vis les uns
des autres. A cette vûë, ne
mettant plus de bornes à mon
jufte reffentiment , Perfides ,
m'écriais-je en mettant l'épée
à la main , il faut me rendre
Agarie, ou mourir. A ces mots,

je me lançai fur Indeberge, il
me reçut avec affez d'intré-
pidité, nos deux troupes fe joignirent, & chacun combattit
pour le chef de fon parti avec
une égale animofité. Les ar-
tifans & le menu peuple furent
quelque tems fpectateurs de cet
affreux combat; mais s'échauf-
fant peu à peu, ils s'animerent
tellement, que s'armant de bâ-
tons & de pierres, ils fe fou-
rerent dans la mêlée, & choi-
fiffant chacun le parti pour lequel ils vouloient combattre,
ils firent de part & d'autre un
carnage horrible.

Pendant ce tumulte, Agarie
étant moins obfervée, trouva
moyen de fe fauver chez une
vieille femme, qui n'ayant ni
mari ni enfans dans le combat,
la reçut avec toute l'humanité
poffible, & lui promit de la

cacher autant qu'elle voudroit l'être.

Que j'euffe été pour lors fatisfait, fi j'avois fçû mon époufe en lieu de fûreté, mais l'ayant perduë de vûë, je me figurai qu'elle avoit été peut - être la victime d'une fédition dont elle étoit l'innocente & malheureufe caufe. Cette idée redoublant mon defefpoir, me fit faire pour la venger des efforts plus qu'humains. J'appellois Indeberge de tous côtés pour le facrifier à ma fureur, mais quoiqu'il n'évitât pas d'en venir aux prifes avec moi, la foule des combattans étoit fi grande, que nous ne pûmes jamais nous joindre. Je rencontrai plufieurs fois mon frere, & il m'eut été facile de l'attaquer, mais un refte de tendreffe que la nature avoit gravée dans mon cœur,

me faifoit détourner des lieux
où j'aurois pû chercher à m'en
venger.

Cependant le Roi ayant
appris cette effroyable cataftrophe, fe rendit fur le champ
de bataille à la tête de fes Gardes & de toutes les Troupes
qu'il put ramaffer, Il y fut
plus d'une heure fans pouvoir
appaifer la fédition, & peut-
être même n'auroit-il pu y réuffir ; mais enfin Indeberge aïant
été bleffé dangereufement, &
le Prince Cinorix aïant été envelopé par les Gardes du Roi,
ceux qui tenoient leur parti
commencerent à lâcher pied,
& fe fauverent en défordre de
tout côtés. Ce fut alors que Judicaël fit barricader les ruës
pour empêcher qu'ils ne fuffent
pourfuivis, & par ce moïen le
calme fucceda à la tempête

que les Princes avoient excitée.

Le Roi s'approcha de moi,
& me voïant tout couvert de
fang & de poufliere : Ah ! mon
fils, me dit-il, dans quel état
vous préfentez-vous à mes
yeux ? quel fpectacle funefte
pour un pere & pour un Roi!
Ne craignez rien pour ma vie,
Seigneur, lui répondis-je ; le
fang que vous voïez eft celui
de mes ennemis : mais fi j'ai pu
me garentir de leurs armes, je
vais fans doute fuccomber à
mon mortel défefpoir. Agarie,
ma chere Agarie, aura peri
dans ce combat. Ordonnez
qu'on la recherche parmi cette
multitude de morts & de mou-
rants, afin que je la fuive au
tombeau, ou que je vive avec
elle Judicaël fans me répondre,
ordonna de tous côtés une

exacte recherche : mais perfonne n'aïant trouvé ce que je
tremblois qu'on ne rencontrât,
mon pere me ramena à fon
Palais, & me dit en chemin
avec affez de vrai-femblance,
qu'il y avoit lieu de croire que
les Princes, dès le commencement du combat, avoient fait
mettre Agarie en lieu de fûreté;
que nous en aurions inceffam-
ment des nouvelles certaines
par Indeberge lui-même, qu'on
avoit porté dans fon appartement, par les parens de mon
époufe, ou par les perquifitions
qu'il en feroit faire dans les
coins les plus reculés de la
Ville.

Cette promeffe remit un peu
de tranquillité dans mon ame.
Je me laiffai panfer de quelques bleffures légeres que j'a-
vois reçû, après quoi rentrant
dans

dans l'appartement du Roi, je le priai d'exécuter dès le moment même, la parole qu'il m'avoit donnée.

Comme il se préparoit à le faire, nous vîmes entrer une vieille femme, conduite par le Capitaine des Gardes de Judicaël. Elle nous raconta qu'Agarie s'étoit refugiée chez elle, & qu'elle m'envoïoit prier de lui envoïer une escorte qui la vînt prendre & la conduire au Palais. Quel fut mon ravissement à cette heureuse nouvelle ! je fis un présent considerable à cette femme charitable; & ne voulant confier à personne ma chere Agarie, je me mis à la tête des Gardes du Roi, & je courus avec empressement vers l'heureuse maison qui renfermoit mon plus précieux trésor. J'y trouvai mon épouse,

Partie II. L

& après lui avoir témoigné par
mille transports la joye que sa
vuë me causoit, je la conduisis
sans aucun empêchement dans
le Palais du Roi, où on lui
avoit préparé un appartement
qu'elle devoit toujours occuper
pour la mettre à l'avenir à l'abri
de toutes les insultes.

Cependant Judicaël outré
d'une sédition qui donnoit atteinte à la puissance Roïale,
vouloit en faire punir les chefs
& commencer par son propre
fils: mais Cinorix s'étant caché
soigneusement, on ne put jamais le retrouver. Le Roi même, avec un peu de réflexion,
comprit facilement qu'il valoit
mieux en cette occasion user
de clemence que d'autorité,
de crainte d'un soulevement
général ; de façon qu'au bout
de quelques jours, il accorda

la grace de mon frere à la folli-
citation de ſes amis. Pour Indeberge, il étoit ſi dangereu-
ſement bleſſé, que malgré ſes
torts, il étoit plus à plaindre
qu'à punir. Judicaël fut le vi-
ſiter; & après lui avoir repro-
ché avec douceur la violence
qu'il avoit commiſe, il l'aſſura
de la tendre part qu'il prenoit
à l'état où il le voïoit réduit.
Je vous en tiens quitte, interrompit imperieuſement Indeberge; votre Majeſté peut garder pour ſon cher Egna, tous
ſes ſoins & ſes complaiſances;
ſi je rechape, il en aura peut-
être plus beſoin que jamais, &
ſi je meurs, vous pouvez vous
vanter d'avoir perdu en même
tems un frere outragé & un
ennemi declaré. Après ce peu
de mots, le farouche Indeberge
fit ſigne au Roi de ſe retirer,

L ij

ce qu'il fit en verfant des larmes
pour fon injuftice, & pour l'extrêmité où il paroiffoit être.

Judicaël vint dans cet état
nous rapporter l'iffuë de fa vi-
fite. Nous gémîmes tous les
trois de la dureté de ce Prince;
mais enfin comme l'atteinte
qu'il avoit donnée à la vertu
de mon époufe étoit énorme :
nous réfolûmes de nous en tenir
aux projets que nous avions
propofé à mon oncle de nous
remarier une feconde fois. C'eft
pourquoi quelques jours après,
voulant profiter du tems qu'Indeberge ne pouvoit y mettre
d'obftacle, le Roi envoïa chercher les parens d'Agarie, &
leur declara fon intention &
la nôtre. Quelques uns de ces
Seigneurs, qui étoient dans la
bonne foi, & qui fe figuroient
effectivement ce que les Princes

avoient voulu perfuader au dé-
favantage d'Agarie , confen-
tirent avec joye à une propofition , qui en les honorant ré-
tabliffoit la réputation de leur
parente ; mais les autres refu-
ferent leur agrément : ils s'en
excuferent fur ce qu'ils étoient
engagés avec Indeberge , &
qu'ils avoient figné au Contrat
de mariage de ce Prince avec
leur parente.

Nous eûmes beau leur re-
prefenter que fi en effet Agarie
étoit criminelle , je leur offrois
le feul moïen d'effacer cette
tache : ils nous répondirent que
l'affront que je leur avoit fait
feroit également lavé par le
mariage de mon oncle. Je me
recriai à ce difcours , que la
chofe étoit differente ; que puifqu'on m'accufoit du crime , je
pouvois feul le réparer : qu'A-

garie en époufant mon oncle ,
ne mettoit pas fon honneur à
couvert; pendant qu'Indeberge
fe déshonoroit publiquement.
Tous mes difcours furent inutiles : je fus enfin contraint de
faire entrer Agarie , qui vint fe
jetter à leurs pieds pour tâcher
de les émouvoir ; mais nous
avions affaire à une troupe de
gens prévenus , qui après l'a-
voir accablé de reproches , fi-
nirent enfin par nous dire nette-
ment qu'ils ne confentiroient
jamais à notre union , que mon
oncle ne les eût degagé de la
parole folemnelle qu'ils lui
avoient donnée ; & que fi nous
pouvions obtenir fon agrément,
ils fe feroient honneur d'y foufcrire. Ils nous quitterent après
cela , & nous jugeâmes facilement qu'il falloit renoncer à
l'augufte cérémonie que nous
demandions.

Le Prince Cinorix , qui étoit
rentré en grace auprès du Roi,
se remit bien-tôt en droit de
nous traverser encore. Il solli-
citoit vivement contre nous ,
& nous apprîmes par plusieurs
endroits qu'il avoit juré hautement , que quand même son
oncle seroit mort de ses blessures , il souffriroit plûtôt que
le Roïaume fût renversé, que
la reconnoissance publique de
notre mariage. Cet extrême
acharnement jetta mon épouse
dans un désespoir qui me fit
trembler pour sa vie, d'autant
mieux qu'Indeberge au bout
d'un mois , aïant recouvert une
partie de ses forces , recommença ses cruelles persecutions.
Il chercha tous les moïens d'enlever mon épouse du Palais ;
mais Judicaël avoit fait redoubler sa garde , & j'avois tou-

jours une troupe d'amis déter-
minés, prêts à nous deffendre
jufqu'au dernier foûpir.

Ce fut dans ce tems là qu'il
nous vint des nouvelles des
préparatifs de guerre qui fe faifoient en France, pour nous
accabler fur le prétexte de la
cruelle fédition dont je viens
de parler, où plus de fix mille
hommes, tant François qu'originaires du pays avoient perdu
la vie. Les Miniftres de votre
Majefté ne furent fans doute
pas fâchés de trouver cette oc-
cofion pour affujettir la Bretagne, puifqu'il eft prefque impoffible qu'on ait pu attribuer
ce malheur à une coupable
Ligue, l'hiftoire d'Agarie aïant
fait trop de bruit pour être
ignorée.

Quoiqu'il en foit, nous étions
fi peu en état de nous deffendre,

tant par le peu de troupes que
nous avions fur pied que par
la guerre inteſtine que les Princes avoient allumée entre nous,
qu'enfin Judicaël fut obligé de
partir pour la France ; mais
avant ſon départ nous prîmes
toutes les précautions néceſſaires pour ne point craindre
les efforts de nos ennemis. En
effet nous les évitâmes : je ne
ſortois point du Palais, j'y
avois une troupe d'amis qui
auroit pu nous former une a-
gréable ſocieté ſi nous avions
été dans un état aſſez tranquille
pour en profiter. Mais malgré
tous nos ſoins Agarie étoit dans
une mélancolie qui me defeſ-
peroit : quoique je ne puſſe
raiſonnablement l'en blâmer,
je faiſois de mon mieux pour
la diſſiper, & je témoignois
pour y parvenir, une apparence

de tranquillité que mon cœur
& mon esprit démentoient à
tout moment. Voulez-vous
mourir, ma chere Agarie?
difois-je quelque fois; m'aimez-
vous assez peu pour vouloir
m'entraîner avec vous dans le
tombeau? croïez-vous que je
voulus vous survivre? ne l'ima-
ginez pas. Mon sort est tellement attaché au vôtre, que rien
ne peut nous séparer. Pouvez-
vous craindre encore que je
vous abandonne? Non mon
cher Egna, me répondoit-elle.
je ne forme point d'indignes
soupçons contre votre vertu;
mais puis-je me voir sans horreur en butte aux traits de la
médifance? Une union qui com-
bleroit de gloire toute autre,
est pour moi l'apparence du
crime. Je me vois accusée avec
vrai-semblance, & méprisée

fans pouvoir m'en plaindre.
Auffi, pourfuivoit-elle, j'irois
enfermer ma honte dans la
plus obfcure retraite, fi ma
fuite ne confirmoit pas les lâches foupçons dont je fuis la
victime.

C'étoit là nos converfations
ordinaires, & le chagrin joint
à une groffeffe déja avancée,
avoit changé à tel point ma
malheureufe époufe, qu'elle
n'étoit pas reconnoiffable. Judicaël à fon retour de France,
fut furpris de cet affreux changement, & jugeant comme,
tous ceux qui le voïoient, qu'A-
garie n'y pourroit réfifter long-
tems, il réfolut de faire une
derniere tentative fur l'efprit
des Princes Ce fut cette réfolution qui le porta à les envoïer chercher, comme je l'ai
rapporté dans le commence-

ment de mon recit, & à approuver enfuire, les voïant per-
fifter dans leur fatale obftination, la fuite que je lui propo-
fois à la Cour de Sentille, Roi
des Vifigors. J'allai donc fur
le champ faire part de cette
réfolution à ma chere Agarie,
qui n'aïant point d'autres volontés que les miennes, & jugeant avec moi qu'il n'y avoit
effectivement point d'autre reffource pour fe garentir des
embuches que l'on nous dref-
foit chaque jour, confentit avec
joye à cette cruelle démarche.

J'en avertis le Roi, qui n'aïant
point affez d'autorité dans fes
Etats pour fe faire craindre, fe
vit contraint d'aquiefcer à une
retraite qui le féparoit de tout
ce qu'il avoit de plus cher; mais
la neceffité & la crainte l'y
obligerent, d'autant plus que

nous apprimes par des rapports
certains que les Princes faisoient sourdement des levées
de troupes qu'ils destinoient à
venir nous assiéger dans le Palais pour se rendre maîtres de
nos personnes, & peut-être du
Roïaume. Ces nouvelles précipiterent notre départ : Judicaël
après les plus tendres adieux,
nous fit sortir une nuit par les
jardins du Palais. Nous trouvâmes au bout du parc des
chevaux, & une escorte assez
considerable avec laquelle nous
prîmes en diligence le chemin
d'Espagne.

Les premiers jours de notre
voïage furent assez heureux,
& sembloient nous promettre
une pareille fin ; mais grand
Dieu ! que je païai cher un si
favorable présage. La fortune
m'attendoit pour ainsi dire à

l'entrée du port pour me précipiter dans le plus affreux nau-
frage. Nous n'avions plus que
trois journées à faire pour arriver fur les terres d'Efpagne,
lors qu'une nuit nous étant re-
tirés dans une Auberge de
campagne pour y attendre le
jour, nous nous vîmes ma chere
Agarie & moi entourés de
flâmes : un moment plus tard
nous en euffions fans doute été
confumés l'un & l'autre. Mais
m'étant reveillé en furfaut, je
faifis mon époufe entre mes
bras, & malgré le feu qui me
bouchoit le paffage, je m'ou-
vris un chemin, & je me trou-
vai bien-tot au milieu de la
campagne, chargé d'un bien
qui m'étoit mille fois plus cher
que la vie.

Jugez, Seigneur, quelle devoit être ma fituation dans une

pareille conjonâure. Agarie,
que j'avois couchée fur le ga-
zon, étoit évanouie de la jufte
fraieur qu'elle avoit reffenti:
nous étions prefque nuds. J'en-
tendois les cris pitoïables des
malheureux qui périffoient dans
les flâmes, & bien-tôt après je
difcernai le bruit de plufieurs
épées qui fe choquoient les
unes contre les autres, & qui
me firent facilement juger que
le feu avoit été mis exprès. Ma
premiere idée roula fur Cinorix
& fur Indeberge. Je ne doutai
pas que nous aïant fuivi à la
trace, ils ne fuffent les auteurs
de cet incendie pour nous fur-
prendre avec plus de facilité.
Que falloit-il réfoudre en cette
extrêmité fâcheufe ? le jour
alloit bien-tôt paroître ; les
cruels émiffaires de ces Princes
auroient pu nous découvrir en

ce lieu. Je ramaſſai donc toutes mes forces, & me chargeant encore de ma malheureuſe épouſe, je ſuivis au hazard le premier chemin qui ſe préſenta devant moi ; mais enfin la laſſitude m'aïant accablé, je me couchai ſous un arbre à la pointe du jour, n'ayant plus de reſſource que dans le ſecours que nous pourrions recevoir du premier paſſant.

Cependant Agarie avoit repris ſes ſentimens, & ſe voyant dans cette affreuſe ſituation, elle faiſoit des plaintes ſi touchantes, qu'elle achevoit de me percer le cœur. Mais hélas ! nous n'étions pas au bout de nos malheurs, la frayeur qu'elle avoit eu, l'agitation que je lui avois donnée malgré moi en la portant juſqu'au lieu où elle étoit pour lors, & plus que cela

le désespoir où elle se plongeoit,
tout cela joint ensemble avança
le terme de son accouchement.
Elle étouffa quelque tems ses
douleurs, mais étant à la fin
vaincuë, elle fut contrainte de
m'en avertir. Je tâchai pour
lors de lui donner tous les sou-
lagemens qu'il me fut possible.
Après quelques heures de maux
inexprimables, elle mit au monde un garçon destiné dès le moment de sa naissance à hériter
des malheurs de ceux qui lui
avoient donné la vie, puisqu'il
commença par procurer la mort
de sa mere infortunée. Je la
vis bientôt tirer à sa fin, elle
s'en apperçut aussi, & me regardant avec des yeux baignés
de larmes : Cher Egna, me dit-
elle, je vais mourir, le sort
nous sépare pour jamais. Je
suis sans doute la plus à plaindre,

Je vais me ſouſtraire à la barbare fureur de nos ennemis ,
& je vous y laiſſe expoſés. Mais
non , reprit-elle , ma mort étein-
dra la fatale haine que les Princes de Bretagne ont contre
vous. Retournez dans vos Etats.
Allez conſoler un pere déſolé
de votre abſence ; pardonnez
à votre Oncle les malheurs qu'il
vous a cauſé ; oubliez la part
que votre frere peut y avoir ,
& ſur tout ne vous abandonnez
point au déſeſpoir en me fermant les yeux. Je l'éxige de
vous , mon cher Egna , je ſçai
que vous m'aimez ; je connois
votre ſenſibilité , mais que votre
raiſon vous ſerve. Vous êtes
comptable de vos jours à la
Providence , c'eſt à elle à en
régler le cours. Approchez ,
mon fils , de mes lévres mou-
rantes , continua-t-elle , que je

l'embraſſe, qu'il vienne recevoir mes derniers adieux, c'eſt l'unique héritage que lui puiſſe laiſſer en mourant une mere malheureuſe.

Je vous avouë, Seigneur, pourſuivit l'Hermite, que malgré toute la fermeté naturelle dont je ſuis capable, de ſi tendres diſcours me penetrerent juſqu'au fond de l'ame. Je ne laiſſai pas d'éxécuter ce qu'elle ſouhaittoit, mais j'étois ſi cruellement agité, qu'il me fut impoſſible de prononcer une ſeule parole. Mon épouſe mourante tenoit ſon fils entre ſes bras, & je les regardois l'un & l'autre dans l'attitude d'un homme accablé par la douleur, lorſqu'ayant entendu quelque bruit, je levai la tête, & je vis venir droit à moi du côté du Village que nous avions laiſſé entouré

de flammes, un homme qui
couroit de toutes ſes forces.
Quand il fut à deux pas de nous,
je l'arrêtai d'une voix ſuppliante
pour lui demander quelque aſ-
ſiſtance. Quel ſecours puis-je
vous donner , me dit-il , puiſque j'en aurois beſoin moi-même ? Un parti conſidérable de
troupes inconnues eſt venu cette nuit nous ſurprendre, & a
mis tout à feu & à ſang , je
crains leur barbarie , & n'ayant
pu ſauver deux de mes enfans
qu'ils ont enlevé à mes yeux,
j'évite par la fuite de tomber
entre leurs mains. En achevant
ces mots, cet homme reprit ſa
courſe avec la même rapidité,
& je tardai peu à le perdre de
vûë.

Ce nouveau genre de mal-
heur auquel nous ne nous at-
tendions pas, acheva de m'ac-

câbler , d'autant mieux que ma
chere Agarie prévoyant la trifte
deftinée qui pouvoit menacer
fon époux & fon fils , s'abandonna à des plaintes fi touchantes , que je crois que les
barbares qu'on venoit de nous
dépeindre en euffent eux - mêmes été attendris. Mais enfin
les forces de mon époufe man-
quant tout-à-coup , elle n'eut
que le tems de me ferrer foiblement la main , & je la vis
expirer à mes yeux. Quel coup
pour un cœur tel que le mien!
    Pour achever de confondre
ma raifon , j'entendis derriere
moi le bruit de plufieurs chevaux. C'étoit le même parti
dont le Païfan fugitif m'avoit
parlé. A cette vûë rappellant
tous mes efprits , & jugeant
aifément que nous allions fubir
l'efclavage , je faifis mon fils ,

& d'une main barbare, je lui
gravai sur le bras droit avec
un diamant que j'avois au doigt,
la premiere lettre de mon nom,
afin que si jamais il pût sortir
des fers , on vînt à le reconnoître à cette marque. A peine
avois-je fini cette cruelle ope-
ration que je me vis envelopé
d'ennemis. Ils me regarderent
quelque tems , & me voïant si
foible & si extenué qu'il sembloit que je n'avois plus qu'un
moment à vivre, ils consul-
terent entre eux s'ils se char-
geroient de moi : enfin craignant apparament que je ne
les incommodasse, ils me laif-
serent plûtôt par un mouvement d'inhumanité que par un
reste de compassion : & se
chargeant seulement de mon
fils , ils s'éloignerent en diligence.

Je les vis partir d'auprès de moi avec une espece d'insen- sibilité qui avoit quelque chose de plus funeste que le plus af- freux désespoir. En effet elle m'annonçoit une mort pro- chaine : je sentois mes forces m'abandonner : mon esprit se troubloit, & ne me représentoit que des images funestes : un nuage épais se repandoit sur mes yeux, & me laissoit à peine discerner les objets. Dans ce triste état, je tâchois de tout mon pouvoir d'avancer par mes souhaits une mort que je croïois certaine ; mais mon heure n'é- toit point encore arrivée : j'é- tois destiné à traîner une vie languissante dont les instans ne devoient être emploïés qu'à me rapeller mes malheurs. Aussi pour remplir mon sort, au bout de quelques heures de cette

situation létargique, je me vis
environner de plusieurs paysans,
lesquels étant en partie déli-
vrés de leurs fraieurs, passoient
par le lieu où j'étois étendu. Ils
eurent compassion de l'état où
ils me voïoient : plusieurs d'entre eux m'emporterent dans un
Village prochain où les barbares n'avoient point exercé
leurs fureurs , & les autres se
chargerent d'Agarie, à laquelle
ils firent généreusement donner
la sépulture.

Je fus près de quinze jours
chez eux sans esperance pour
ma vie : on en attendoit à tout
moment la fin. Cependant la
bonté de mon temperament
prenant le dessus , mes forces
se rétablirent peu à peu, & je
me vis au bout de deux mois
en état de soutenir le voïage.
Je me mis donc en chemin, ne
pouvant

pouvant offrir à mes bienfai-
teurs que des vœux & des re-
mercimens infructueux , ces
bons païfans s'en contenterent,
& me contraignirent à me
charger de quelques provifions
néceffaires à la confervation de
la vie. Je me réfolus dès ce
moment même de fuir pour jamais la focieté des hommes, &
de chercher quelqué endroit
fi reculé qu'aucun d'eux n'y pût
porter fes regards. Mais comme
il étoit de conféquence pour
mon malheureux fils qu'on ap-
prît ma déplorable avanture ,
& la précaution que j'avois
prife pour le faire reconnoître,
j'écrivis à mon pere ; je lui
détaillois exactement tout ce
que je viens de raconter , &
je finiffois par lui dire qu'il fe
donneroit une peine inutile de
me faire chercher ; que j'allois

Partie II.   M

pour le reſte de ma vie déplorer
mes infortunes & la perte d'A-
garie : que je pardonnois à mon
oncle les malheurs où ſa lâcheté m'avoit precipité, pour-
vû qu'il s'en repentît, & qu'il
rendit publiquement l'honneur
aux mânes d'Agarie. Je fis rendre cette lettre au Roi par un
voïageur que je rencontrai qui
alloit en Bretagne : pour moi,
ſuivant ma premiere intention,
je pris le chemin de la Flandres.

J'avois entendu parler de la
forêt de Bucq comme d'un
lieu inconnu preſque à tous
les mortels ; cependant la foibleſſe ſi naturelle à tous les
hommes, me faiſoit regarder
avec quelque eſpece d'horreur
de vivre ſeul dans un endroit
deſert, n'aïant pour unique
compagnie que les bêtes ſau-
vages, qui ſans doute environ-

neroient ma tenébreufe retraite;
mais le hazard me délivra d'une
folitude que je craignois avec
tant de raifon, & me donna
un compagnon qui voulut bien
partager mes infortunes & ma
mifere.

Je rencontrai fur les confins
du païs où j'allois me retirer,
un homme à cheval, que je
crus reconnoître. Après l'avoir
regardé fixement j'en rappellai
les traits. C'étoit un nommé
Adra, l'un des quatre témoins,
qui après avoir affifté à mon
mariage, l'avoient nié avec
tant d'effronterie. Reconnois
moi, cruel, lui dis-je en l'arrêtant:
vois le malheureux Egna, que
ta perfidie a plongé dans un
abîme de maux dont rien n'eft
plus capable de le tirer. Regarde ton Prince, qui après
avoir vû mourir fon épouſe,

enlever fon fils par des barbares, fe trouve à prefent prefque nud, denué de toute affiftance. Regarde-le, continuai-je, pénétré de la ferme réfolution de fe cacher pour jamais dans la plus profonde obfcurité, pour éviter la vûë de tes pareils. Enfin, perfide, examine toutes ces chofes, & vois que c'eft ta lâcheté qui en eft la premiere caufe. Cet homme, à ce difcours, ne pouvant plus me méconnoître, defcendit de fon cheval, & fe profternant à mes pieds avec un déluge de larmes; Je fuis coupable, me dit-il, j'ai trahi mon honneur & mon Prince: difpofez de ma vie, elle m'eft odieufe. O Ciel! puis-je être affez puni. Oüi, Adra, lui dis-je, en lui tendant la main, votre repentir me venge. Vous connoiffez vos fautes ; vous vous en repentez, je vous les pardonne. L'intérêt & l'ambition ont corrompu votre cœur ; quoique j'en sois la victime, je veux bien oublier que vous en êtes un des principaux auteurs. Allez, continuai-je, retournez en Bretagne, rendez à la vertu opprimée son premier lustre ; c'est tout ce que j'exige de vous. Généreux Prince, reprit Adria, croïez-vous que mon repentir veuille se borner à la simple justification que vous demandez. Non, non, vertueux Egna, votre exemple sera suivi. Je veux vous consacrer le reste de ma vie ; & s'il est vrai que vous renonciez au commerce des hommes pour vous cacher dans la retraite, je veux par une exacte pénitence y ensevelir mes crimes. Permettez-moi

M iij.

de mourir auprès de vous,
souffrez que jusqu'au dernier
soupir, je cherche par de foibles services à reparer les maux
que je vous ai causé. Helas!
poursuivit-il, qu'osai-je vous
proposer? ma vûë sera pour
vous un continuel supplice:
Vous vous rappellerez sans cesse
ma perfidie, à quelle rude é-
preuve mettrai-je chaque jour
votre vertu! Cependant, continua-t-il, en se jettant encore
à mes genoux, je chercherai
avec tant d'attention à vous
prouver mon repentir, que j'effa-
cerai peut-être de votre esprit un
funeste souvenir. En un mot,
Prince, ou donnez-moi la mort
que j'ai si bien méritée, ou
laissez-moi vivre avec vous.

Ce discours d'Adra étoit prononcé avec tant de véhemence
& de sincerité, que me sentant

tout à coup attendri en sa faveur, je lui tendis la main, & l'embrassant tendrement : Hé bien, lui dis-je, soyez à jamais le compagnon fidéle de votre Prince. Allons dans quelque endroit reculé nous livrer sans trouble à la pratique de la vertu. Ne craignez pas que je vous reproche votre crime : il est suivi d'un retour sur vous-même si noble & si généreux, que non-seulement il l'efface, mais il vous rend encore digne d'admiration. Recevez donc les assurances de mon amitié, & vivons dans une union que rien ne puisse interrompre.

Je ne puis vous exprimer, Seigneur, l'effet que cette réponse fit sur le cœur & sur l'esprit d'Adra. Ses transports de joie furent si vifs & éclaterent si naturellement, que j'en sen-

tis redoubler pour lui mon estime naissante. il me contraignit de monter sur son cheval, & nous entrâmes quelques
jours après dans la Forêt de
Bucq.

. Après l'avoir parcouruë pres-
que entiere, nous nous trouvâmes enfin dans un lieu si dé-
sert & toutesfois si commode,
que nous résolûmes d'y fixer
notre demeure. Nous y cons-
truisîmes donc avec peine un
petit Hermitage assez logeable;
Adra avoit quelques diamants
avec lesquels nous achetâmes
ce qui nous étoit nécessaire,
tant pour le logement, que pour
tirer du sein de la terre notre
subsistance journaliere, & nous
y commençâmes la vie du
monde la plus solitaire.

. Adra avoit écrit en Bretagne,
& avoit publiquement confessé

la honte : ainſi ne nous reſtant
plus rien à faire, nous nous li-
vrâmes entiérement à l'étude.
Nous avions eu ſoin d'acheter
des livres, dont la lecture ne
tendoit qu'à inſpirer le dégoût
du monde, pour ne s'attacher
qu'à la vertu. Adra me tint
la parole qu'il m'avoit donnée
en ſe liant avec moi. Pendant
deux années que nous reſtâmes
enſemble, il me fit voir tant
de probité & de droiture, que
ſa mort me cauſa & me cauſe
encore de triſtes & de ſinceres
regrets. Après ce funeſte événement, j'avouë que j'eus quelque peine à m'accoûtumer
à l'extrême ſolitude où je m'é-
tois volontairement condam-
né. Cependant avec le ſecours
de ma raiſon, j'en pris ſi parfaitement l'habitude, que je
me figurois être ſeul dans le
monde. M. y.

Ce fut un an après la mort du généreux Adra , que j'eus le bonheur d'être utile à la Princesse Hermangarde : la parfaite conformité de son aventure avec la mienne , redoubla mon zele , je crus retrouver en elle une seconde Agarie. Le jeune enfant qu'elle m'avoit confié, me rappelloit l'idée de mon fils , & me rendoit le Prince de Dijon encore plus cher. Enfin , Seigneur , malgré tous mes malheurs , je me regarde comme le plus heureux des mortels , puisque le Ciel m'avoit destiné à rendre service au plus aimable de tous les Princes , & qu'il me met aujourd'hui à portée d'entretenir le plus grand Roi de l'Europe.

Egna finit ainsi son récit ; & laissa ses auditeurs étonnés de la singularité de ses aventures.

Dagobert après l'avoir embraf-
fé & loué fa fermeté & fa vertu, le remercia de la peine qu'il
venoit de prendre. Généreux
Prince, lui dit-il, je fçavois
depuis long-tems les commen-
cemens de votre hiftoire ; la
cruauté de Cinorix, & l'amour
inceftueux d'Indeberge avoit
affez fait de bruit pour n'être
ignorée de perfonnes. Il eft vrai
que je crus comme toute la
France, que la fédition qui
étoit arrivée en Bretagne, étoit
une fuite de la liaifon qu'avoit
eu autrefois Judicael avec les
Poitevins, mais j'appris bientôt
après, quelle en avoit été la
véritable caufe. Je fus inftruit
de votre fuite & de celle d'A-
garie, & peu de tems après
il me vint des nouvelles certaines de la mort de cette illuftre époufe. Judicael en ap-

prit la triste nouvelle par la lettre que vous lui écrivîtes en for-
tant de chez les charitables
païfans qui eurent foin de vous
pendant votre maladie. Cette
cataftrophe étant devenuë publique, il en fut fi cruellement
accablé de douleur, qu'il n'y
furvêcut que de quelques mois.
Cinorix monta fur le Trône,
& y regne encore actuellement.
Il a deux fils qui doivent lui
fucceder. Pour Indeberge, il
devint à tel point en horreur à
tous les Bretons, qu'il fut enfin
contraint, aïant même perdu la
confiance & l'amitié de Cinorix, de fe retirer de la Cour,
pour aller paffer le refte de fes
jours dans un des Châteaux de
fon appanage, où après avoir
traîné quelques années une vie
languiffante, il mourut haï des
peuples, méprifé des Grands;

& detesté de ses propres amis.
Vous ignorez sans doute tous
ces differens évenemens, & je
ne vous en fais le détail, mon
cher Egna, que pour faire voir
que tôt ou tard le vice est con-
fondu, & que la vertu triomphe
à la fin de tout ce qui lui est
le plus opposé. Sans doute vous
n'avez nulle idée de retourner
dans un païs où un frere barbare vous a si indignement
persecuté. Ainsi, Prince, atta-
chez-vous pour jamais à un
Roi que la connoissance de
votre rare mérite, engage à
vous choisir pour l'appui de sa
vieillesse, pour l'ame de ses
conseils, & pour le soutien de
la minorité de son fils. Acceptez, vertueux Egna, la Maire-
rie du Palais que je vous offre :
vous pouvez seul remplir un
poste aussi éclatant : votre nais-

sance est illustre ; votre vertu est
sons tâche : puis-faire un plus
beau choix ?

Je suis pénétré autant qu'on
le peut être, répondit Egna, de
l'estime que votre Majesté me
témoigne ; mais craignez Sire,
qu'elle ne vous entraîne au-delà
de ce que je puis mériter. Vous
m'offrez la premiere place de
vôtre Roïaume sans sçavoir si
elle n'est point au-dessus de mes
forces. Non, non, mon cher
Egna, interrompit le Roi : plus
vous refusez le poste que je vous
ai préparé, & plus vous m'en
semblez digne. Ne vous y op-
posez plus, & souffrez que je
dépose entre vos mains une
partie de ma puissance. Vous,
Comte de Flandres, continua-
t'il, aïez soin de faire paroître
demain Egna dans le Conseil
dans un équipage conforme à

fa naiſſance, & au rang glorieux qu'il va tenir dans ma
Cour.

Comme le jeune Prince de
Dijon alloit répondre, on vint
avertir le Roi que Samon lui
demandoit audience : c'étoit
pour le preſſer encore au fujet de la juſtice qu'il exigeoit
contre Erchinoald. Il en parla
à Dagobert en des termes ſi
forts, que le Monarque François malgré toute ſa prévention
pour le Chevalier inconnu, ne
put s'empêcher de promettre
au Roi Sclavon de faire terminer ſans nulle remiſe le lendemain cette affaire au Conſeil.
Il fut donc conclu entre eux
que le Chevalier accuſé pa-
roîtroit dans l'Aſſemblée pour
y deffendre une ſeconde fois ſa
cauſe, & qu'il y ſeroit jugé défi-
nitivement.

Pendant que les deux Rois prenoient enfemble des mefures fi cruelles contre l'infortuné Erchinoald, Lideric, fuivi de l'Hermite & de Grimoald, allerent paffer enfemble le refte de la journée. Le fage Egna, voïant bien que fa réfiftance étoit vaine, & qu'il falloit enfin accepter la place où fa vertu & fa naiffance l'élevoient, commença à s'informer avec un foin qui marquoit affez fa capacité naturelle, de l'Etat d'un Roïaume auquel il alloit bientôt donner des loix. Lideric & Grimoald admiroient la vivacité avec laquelle il faififfoit le bon & le mauvais des chofes qu'on lui apprenoit à ce fujet. Ses remarques étoient fi judicieufes, que le jeune Comte de Flandres enchanté de les entendre, Dagobert, s'écria-t-il

tout à coup, toutes les faveurs
dont tu m'as comblé, ne valent
pas le préfent que je viens de
te faire. En effet Egna fut un
des grands hommes de fon
fiécle. Tous les Auteurs qui
en ont parlé s'accordent unanimement dans les juftes loüan-
ges qu'ils lui donnent.

Dagobert dès le lendemain
fit affembler le Confeil : il raconta publiquement une partie
des évenemens de la vie du
Prince de Bretagne, il le nom-
ma Maire du Roïaume, & le
fit autentiquement reconnoître
pout tel.

Après cette augufte céré-
monie le Roi l'aïant fait affeoir
à côté de lui, ordonna qu'on
fit entrer Samon d'un côté, &
Erchinoald, environné de fes
Gardes de l'autre. Le Sclavon
y parut avec un air de préfomp-

tion qui sembloit lui promettre un triomphe certain. Après avoir salué le Roi & le Prince Egna, il recommença ses plaintes contre Erchinoald, & produisit encore en peu de mots les chefs d'accusation qu'il formoit contre celui qu'il nommoit son esclave.

Les raisonnemens de Samon étoient si véhemens, & paroissent tellement fondés sur l'équité, que le Conseil commençoit à s'en laisser ébranler; lors qu'Egna aïant demandé au Roi la permission de parler: Quoi, Messieurs, s'écria-t'il, l'amour de la liberté est-il si fort éteint dans tous les cœurs, qu'on oublie qu'il porte les ames généreuse à abandonner les faveurs de la fortune, si elles font accompagnées des chaînes pesantes de la servitude? Ce

jeune Chevalier eft né libre :
un Monarque veut fe l'attacher
par fes bienfaits : aucun autre
lien ne le retient auprès de lui.
N'eft-il pas le maître de perdre
tant de graces, & de préferer
une vie indépendante aux hon-
neurs tumultueux de la Cour?
Mais il enleve une beauté qui
eft chere au Prince : Samon
jufqu'à ce jour lui a fervi de
pere, ne peut-il devenir aujourd'hui fon maître, & lui
faire fentir fa feverité. J'avouë
que cette feconde réflexion a
plus de folidité que la premiere : cependant fi une aver-
fion naturelle & l'amour de
la réligion éloignent cette jeune efclave d'un Hymen dont
la nature n'a point refferré les
nœuds, & que fa réligion l'o-
blige de détefter ; je ne fçau-
rois condamner Erchinoald

d'avoir ravi à Samon un cœur qui ne pouvoit l'aimer, & que l'amour peut-être fait pencher du côté de son Rival.

C'est donc sur ce point capital, poursuivit Egna, qu'il faut chercher à s'éclaircir, avant de condamner cet Inconnu. Et qui nous en instruira, interrompit le furieux Samon ? qui pourra nous découvrir les sentimens véritables de mon esclave Irene? Il y a quelque apparence qu'ils n'étoient pas à votre avantage, lui répondit doucement Egna, puisqu'il y a lieu de croire qu'elle s'est éloignée volontairement de vous qui la vouliez épouser. Ajoutons à cette verité, reprit à son tour Erchinoald, en s'avançant au milieu de la Salle du Conseil, qu'une Princesse d'Espagne n'est point née pour être

ni la femme ni l'efclave d'un
Roi Payen. Oui, Sire, ajouta-
t-il en regardant Dagobert,
cette amante fugitive eft la
fœur du brave Sinnenandus:
elle m'ordonne de le déclarer
pour être du moins à couvert
des infultes de ce Prince barbare : Sentille qui l'avoit furprife dans un Château avec la
Princeffe fa mere, qui mourut
peu de rems après, l'a cedée
aux tranfports de Samon. La
jeune Agadienne, pourfuivit
Erchinoald, qui fe faifoit nommer Irene à la Cour de Samon,
me confia fon fecret. L'amour
d'un côté, & la générofité de
l'autre, m'ont tout fait tenrer
pour la délivrer d'un joug
odieux. Mais, Chevalier, interrompit Dagobert, qui nous
donnera des preuves de ce que
vous ofez avancer ici ? La Prin-

cesse elle-même, reprit promptement Erchinoald, elle auroit
déja paru devant votre Majesté,
si elle n'avoit craint le ressentiment de son frere pour le
tendre amour qui nous joint,
& qui lui a fait engager sa parole de me donner sa main
aussi-tôt qu'elle pourroit le faire
avec bienséance. Ordonnez,
Sire, qu'elle vienne confirmer
une verité, qui malgré les pour-
suites de Samon me rend le
plus heureux des hommes.

Tandis que Dagobert, étonné d'une pareille découverte,
ordonnoit que l'on allât chercher Agadienne dans le lieu
que venoit d'indiquer le Chevalier, & que l'on fît venir en
même tems le brave Sinnenandus. Samon enflâmé de co-
lere reprenant la parole : Hé!
qui es tu, malheureux, Inconnu,

dit-il , en s'adreſſant à Erchinoald, pour oſer aſpirer à l'Hymen d'une Princeſſe, & pour
oſer la ſéduire. As-tu donc oublié ton obſcure origine ? un
pere mourant & demi nud ; une
mere morte au milieu d'un chemin : voilà d'où tu ſors. Que
dites-vous , s'écria le Prince
Egna tout ému ? On dit la verité , Seigneur , reprit le Chevalier, je ne m'en fais point de
honte. Je fus trouvé dans cet
état & conduit à Samon par
une troupe de ſes barbares ſujets, qui après avoir tout mis
à feu & à ſang ſur les frontieres
d'Eſpagne, me rencontrerent &
me rendirent dès l'inſtant de
ma naiſſance l'eſclave de ce
Prince. Hé ! combien y a-t'il
de tems, pourſuivit Egna, avec
une extrême alteration?On peut
compter le nombre de mes

jours par cette nouvelle époque
de ma vie, reprit l'Inconnu, à
peine commençois-je de naître:
ainſi je puis aſſurer qu'il y a
près de vingt-cinq ans. O Ciel!
interrompit Egna en ſe levant
bruſquement, qu'entends-je?
approchez-vous, Chevalier;
je tremble, je ſouhaite, & j'eſpere: tirez-moi au plûtôt d'in-
certitude: n'auriez-vous pas ſur
le corps quelque marque étran-
gere. Répondez de grace à une
queſtion, qui peut ſeule établir
le bonheur de ma vie. J'ai ſur
le bras droit une lettre gravée,
reprit Erchinoald tout ſurpris.
Ah! mon fils, mon cher fils!
s'écria pour lors Egna, en le
ſerrant tendrement entre ſes
bras, je vous retrouve, quelle
felicité eſt égale à la mienne?
O ſuprême Providence, que
vos arrêts ſont équitables. Quoi,
Seigneur, lui dit le jeune Chevalier,

valier, transporté de plaisir, vous seriez mon pere. Je retrouve en vous l'auteur de mes jours. Oui, mon cher Erchinoald, repartit le tendre Egna, si je n'en puis douter aux preuves que vous m'en donnez, je m'en rapporte encore mieux aux mouvemens secrets qui se passent au-dedans de moimême.

Dagobert & tous ceux qui se trouverent présens à cette reconnoissance imprévuë, ne pouvoient assez témoigner leur étonnement & leur satisfaction. Le seul Roi des Sclavons contemploit ce spectacle touchant avec des yeux étincelans de fureur, il prévoïoit sans peine que le dénouement de cette avanture ne seroit pas à son avantage. Cependant prenant la parole avec un ton de voix qu'il tâchoit de rendre affuré : Je ne puis croire, Roi de France, lui dit-il, que ce qui fe paffe actuellement en notre préfence, altere en aucune façon la juftice que je vous demande. Vous fçavez trop ce que l'on doit à nos pareils, & vous n'ignorez pas les fuites fâcheufes qu'une injuftice peut produire parmi les Souverains. Il eft vrai, lui repartit Dagobert ; mais, Seigneur, je me flatte qu'avec un peu de réflexion, vous cefferez des pourfuites qui vous feroient tomber vous-même dans cette injuftice que vous me faites prévoir. Que pouvez-vous raifonnablement attendre actuellement ? Erchinoald eft reconnu pour le fils du Prince de Bretagne à n'en pouvoir douter. Comme votre égal vous n'avez plus aucun droit fur lui : l'ef-

clave que vous aimez va in-
ceſſamment paroître à nos yeux
comme Princeſſe d'Eſpagne,
& comme épouſe d'Erchinoald.
Qu'en pouvez-vous eſperer?
prétendez-vous que Sinnenandus & Egna vous cedent le
pouvoir légitime qu'ils ont l'un
ſur ſon fils, & l'autre ſur ſa
ſœur. Croïez-moi, Prince, ouvrez les yeux, déſiſtez-vous de
vos vaines pourſuites, & de-
venez plûtôt paiſible ſpectateur
de la felicité commune, que
perturbateur inutile d'un bien
que ni votre puiſſance ni vos
menaces ne peuvent empêcher
d'arriver. Je vois bien, Dagobert, répondit le terrible Samon, que je ne dois attendre
de toi aucune juſtice ; mais je
ſçaurai peut-être à la tête d'une
armée, t'en faire répentir. En
achevant ces mots le Roi Payen

sortit du Conseil si transporté
de fureur, que sans vouloir attendre plus long-tems il ordonna aux gens de sa suite de
se préparer à partir sur l'heure;
& ses chevaux se trouvant prêts,
il s'éloigna de Soissons sans voir
le Roi, en jurant publiquement
par tous ses Dieux d'en tirer
une mémorable veangeance.

Cependant le Prince d'Es-
pagne aïant été averti que Dagobert vouloit lui parler dans
le Conseil, s'y rendit en diligence. Jamais surprise ne fut
égale à la sienne, lors que le
Roi l'aïant fait approcher: Brave
Sinnenandus, lui dit-il, si le
vaillant Erchinoald, pour lequel vous vous êtes interessé
si vivement, se trouvoit, par une
heureuse découverte, être le
fils du Prince de Bretagne, &
qu'il vous demandât votre con-

fentement pour fon mariage
avec votre fœur , que feriez-
vous , & quelle feroit votre
réponfe ? Il n'eft pas douteux ,
Sire , répondit l'Efpagnol tout
furpris , que je n'acceptaffe fans
balancer une telle alliance. Hé
bien , reprit le Roi , recevez-
le donc de ma main pour l'é-
poux de l'aimable Agadienne.
Vous allez là voir paroître :
pardonnez-lui ce que l'amour
lui a fait commettre en fuiant
de la Cour de Samon avec un
amant aimé , & couronnez par
un heureux confentement les
feux de deux cœurs dignes d'ê-
tre unis par les plus heureufes
chaînes.

A peine le Roi avoit-il fini cette
derniere parole que la charmante
Princeffe d'Efpagne , conduite
par Adubec , parut à la porte
de la Sale. Elle s'avança auprès

du Trône de Dagobert : Sire ,
lui dit-elle , en le faluant avec
beaucoup de graces ; votre
Majefté vient d'apprendre par
Erchinoald qui je fuis , &
les raifons qui m'ont fait me
confier à ce Chevalier. Nous
fommes venus en cette Cour
comme au refuge affuré de l'innocence opprimée. La crainte
& la honte m'ont empêché de
me découvrir plûtôt ; mais enfin , puifque l'indigne Roi des
Sclavons exige la punition d'un
homme , qui n'eft criminel que
parce qu'il m'a aimée , je lui ai
ordonné par une lettre de me
nommer , afin de partager avec
lui fon fupplice ou fa grace. Je
me flatte que votre Majefté ,
non - feulement nous pardon-
nera une fuite légitime , mais
encore qu'elle m'aidera à obtenir du Prince mon frere l'heu-

reux confentement qui fait feul
l'objet de mes defirs. Vous ne
vous êtes point trompée, Madame, lui répondit le Roi, qui
s'étoit levé dès le commencement du difcours de la Princeffe; outre que vous trouverez
ici un azile contre Samon, je
vous y promets de plus l'a-
grément du Prince votre frere
pour votre mariage. Mais, continua-t'il en fouriant, ce doit
être avec le Prince de Bretagne
que vous ferez unie, non pas
à l'inconnu Erchinoald : c'eft
à cette condition que Sinnenandus attache l'oubli de la
diffimulation avec laquelle vous
êtes reftée à ma Cour fi long-
tems fans vous déclarer à lui.
Ah! Seigneur, interrompit en
rougiffant la Princeffe, cette
faute ne doit pas m'être impu-
tée ; j'étois retirée dans un coin

de la Ville, où j'ignorois que
mon frere fût à votre Cour,
n'étant occupée que du péril
extrême que couroit pour moi
mon cher Erchinoald que je
n'ai pas vû depuis l'inftant,
qu'en arrivant ici il me laiffa
dans le lieu où j'ai demeuré
cachée jufqu'à ce moment : ce
n'eft que par le Capitaine de
vos Gardes, qui m'a conduite
en votre préfence, que je fuis
informée que Sinnenandus
étoit le chef du tournois où
Erchinoald à combattu. Il y
auroit donc de l'injuftice, Sire,
à me punir par un endroit fi
fenfible d'une faute que l'igno-
rance feule m'a fait commettre.
Au nom du Ciel, mon frere,
pourfuivit-elle, en fe jettant
aux pieds du Prince d'Efpagne,
n'imputez point à l'indifference
cette apparence d'oubli ; ou s'il

faut m'en punir, donnez-moi plûtôt le coup mortel que de me séparer du seul objet qui peut me plaire. Hé bien, ma sœur, reprit Sunnenändus en la faisant relever & l'embraffant, vos vœux & les miens vont être satisfaits, & je ne veux me venger de vous qu'en vous uniffant au Prince de Bretagne, sans vous empêcher d'être liée au vaillant Erchinoald, puifque ces deux titres s'uniffent dans le même Héros.

Alors Dagobert prenant la parole, raconta fommairement à la belle Agadienne tout ce qui s'étoit paffé à la reconhoiffance du Prince de Bretagne. Ce fut après cet éclaircillement, pendant lequel Agadienne ne put cacher l'excès de fon ravillement, qu'Egna, avec la

permiſſion de Dagobert, prit
ſon fils par la main, & le pré-
ſentant à la Princeſſe, acceptez
cet époux, Madame, lui dit-il,
& puiſqu'il a eu le bonheur de
vous plaire & de vous être utile,
couronnez ſes feux, & afin que
ma felicité ſoit entiere, faites
qu'en un même jour je retrouve
un fils, ſeul objet de ma tendreſſe, uni à la plus aimable
Princeſſe de l'Europe. Oui,
Seigneur, lui répondit Sinnenandus, nous recevons avec
un plaiſir extrême le préſent
que vous daignez me faire.
Ma ſœur n'aura jamais d'autre
époux qu'Erchinoald.

Le Roi, charmé d'un éve-
nement ſi ſingulier, hâta les
apprêts de cet heureux Hy-
menée, qui fut peu de jours
après célébré avec tout l'éclat
qu'une pareille alliance méritoit.

Le Comte de Flandres voulut rendre au brave Erchinoald le même honneur que Sinnenandus lui avoit fait. Il se fit le chef du tournois qui devoit se soutenir en l'honneur de ce mariage, dont il remporta glorieusement tout l'avantage. Après quoi le Prince d'Espagne aïant obtenu son congé de Dagobert, partit de la Cour pour se rendre en diligence à l'armée qui avoit été destinée contre Sentille. Il remporta sur ce Roi dès cette premiere campagne des avantages si considerables, qu'il le contraignit enfin à lui demander la paix ; ce qui lui fut accordé à condition qu'il rendroit à Sinnenandus ce qu'il avoit injustement usurpé sur lui, & qu'il renonceroit deformais à toute sorte d'alliance avec le Roi des Sclavons.

Après cette expédition glo-
rieuse, le Prince d'Espagne
revint à la Cour de France, où
après avoir remercié Dagobert
du service important qu'il venoit
de lui rendre, il emmena dans
ses Etats la Princesse sa sœur
& son illustre époux, qui suc-
ceda dans la Mairie du Palais
après la mort de son pere. Les
Historiens qui ont écrit la vie
de ces deux illustres Maires,
prétendent qu'Erchinoald l'emporta de beaucoup sur Egna,
par la prudence, l'esprit, & la
vivacité qu'il fit briller jusqu'au
dernier moment de sa vie dans
cet emploi important.

Cependant Samon ne fut
pas plûtôt retourné dans son
Royaume, qu'il leva une puis-
sante armée pour se venger de
Dagobert : mais ce ne fut qu'à
sa honte, & aux dépens du sang
de

de ſes ſujets , qu'il forma ce
deſſein funeſte à ſa puiſſance.
Le jeune Comte de Flandres
ayant été mis à la tête des troupes
qui devoient le punir de ſa téméraire entrepriſe , le vainquit
en deux batailles rangées , &
le tua à la derniere de ſa propre
main, à la tête des deux armées;
après quoi les Sclavons s'étant
diſperſés, Lideric revint triom-
phant à la Cour , où il demeura
encore quelque tems. Dagobert
ne pouvoit ſe réſoudre à ſon
éloignement , mais il fallut s'y
déterminer.

Les Etats de Flandres a-
voient beſoin de la préſence
de leur Souverain. Ce Païs
avoit été tellement adonné au
vice & accoûtumé à l'impunité,
que ſes habitans originaires con-
ſervoient encore quelque choſe
de leurs anciennes maximes,

Partie II. O

Malgré les soins prudens du
Gouverneur que Lideric y avoit
établi ; il s'y commettoit encore
des crimes que la présence du
Prince pouvoit seule arrêter. Lideric fut enfin obligé de quitter
le Roi, & de retourner à Lille,
où il fit faire une entrée superbe
à la belle Rotilde.

Jamais Prince n'a gouverné
ses peuples avec plus de justice.
La Flandres en peu d'années
prit une forme nouvelle, & l'on
auroit eu peine à reconnoître
la moindre trace de ce qu'elle
avoit été autrefois. Grimoald
à qui le Prince offrit les plus
illustres emplois, ne voulut pour
récompense de tous ses services
passés, que l'Hermitage où le
sage Egna avoit vêcu tant d'années. Malgré les instantes prieres
de son illustre maître, il voulut
y aller passer le reste de sa vie,

qui ne fut pas de longue durée ;
il mourut au bout de quelque
tems regretté de Lideric, & de
tous ceux qui avoient connu
ce généreux Gouverneur. Le
Comte affista à fes funerailles
qui fe firent par la derniere volonté de Grimoald , dans fon
propre Hermitage , où le Prince fit graver une fameufe épi-
taphe.

Ce fut à peu près dans ce
même tems , que le Roi Dagobert mourut , & la France
entiere le pleura. J'aurois de
quoi m'étendre , fi je voulois
ici faire l'apologie de cet illuftre
Monarque ; mais je renvoye
les curieux aux Auteurs qui ont
écrit l'hiftoire de ce Roi. Lideric en fut vivemenr touché :
il perdoit un fecond pere & un
bienfaiteur généreux. Il con-
ferva jufqu'à la mort d'Egna un

commerce de lettres avec ce fameux Maire, dont les utiles avis ne contribuerent pas peu à le rendre un des Princes de ces tems le plus accompli. Tout ce qu'on pouvoit avec raison lui reprocher, étoit un peu trop de sévérité. Il en donna une preuve autentique, & que je tairois pour l'honneur de mon Heros, si elle étoit moins connuë.

Le Prince Lideric eut de la belle Rotilde quinze enfans mâles. L'aîné qui se nommoit Josseran, quoiqu'il fût doué d'un excellent naturel, ne laissoit pas malgré les remontrances de son pere, d'être enclein à un aveugle emportement. Il en donna un jour des preuves si violentes dans la Ville de Tournay, que ceux qui en ressentirent les effets, s'en étant

venu plaindre à Lideric, ce
Prince voulant marquer par son
propre sang à quel point il aimoit la justice, sans avoir égard
aux cris de la nature qui dans
le fond de son cœur parloient
en faveur de son fils ; ce Prince,
dis-je, fit trancher la tête à Jos-
feran. Cette extrême sévérité
qui tenoit un peu du barbare,
quoi qu'elle dût servir d'un e-
xemple propre à faire trembler
ses sujets, & à maintenir une
exacte droiture dans ses Etats,
ne laissa pas de ternir un peu
l'éclat de sa vie. Rotilde en
fut si cruellement affligée, que
quelque effort que pût faire
Lideric pour l'en consoler, elle
traîna depuis ce tems pendant
le cours de plusieurs années une
vie languissante qui la conduisit
enfin au tombeau.

Il fut peu de Princesses d'un

O iij

mérite plus rare. Auffi toute
la Flandres & même les Païs
les plus éloignés furent également
touchés de la mort de cette
illuftre Comteffe. Cependant
on ignore le lieu de fa fépulture.
Pour Lideric, après un
regne de cinquante-deux ans
dont rien ne flétrit la gloire que
fon extrême févérité, il mourut
dans la Ville d'Aire, en
l'année 692. où il fut enterré
avec magnificence. Les anciennes
chroniques de Flandres nous
font affez connoître quel avoit
été le mérite de cet illuftre Prince
par les regrets qu'ils nous
affurent que tous les fujets de
ce Comte, témoignerent à fa
mort.

F I N.

APPROBATION.

J'Ay lû par ordre de Monseigneur le Garde des Sceaux, l'*Histoire de Lideric Premier, Comte de Flandres, Nouvelle historique & galante*; Et j'ai crû que l'impression n'en seroit pas moins utile qu'agréable. A Paris, le 5. Août 1736.

SOUCHAY

PRIVILEGE DU ROY.

LOUIS, par la grace de Dieu, Roi de France & de Navarre : A nos amés & feaux Conseillers, les Gens tenans nos Cours de Parlement, Maîtres des Requêtes ordinaires de notre Hôtel, Grand Conseil, Prevôt de Paris, Baillifs, Sénéchaux, leurs Lieutenans Civils, & autres nos Justiciers qu'il appartiendra : Salut. Notre bien amée la veuve MAZIERE, Imprimeur & Libraire Ordinaire de la Reine, & Libraire à Paris, Nous ayant fait remontrer qu'elle souhaiteroit imprimer ou faire imprimer, & donner au Public l'*Histoire de Lideric Premier, Comte de Flandres, Histoire galante*, avec un *Traité Physique de la lumiere ou son, & des differens tons*, s'il Nous plaisoit lui accorder

O iiij

nos Lettres de Privilége fur ce néceffaires ;
offrant pour cet effet de les faire imprimer en
bon papier & beaux caractéres , fuivant la
feuille imprimée & attachée pour modéle fous
le contrefcel des Prefentes ; A CES CAUSES,
voulant favorablement traiter ladite Expofante , Nous lui avons permis & permettons
par ces Prefentes d'imprimer ou faire imprimer lefdits Livres ci-deffus fpécifiés en un ou
plufieurs volumes , conjointement ou féparé-
ment , & autant de fois que bon lui fem-
blera , fur papier & caractéres conforme à
à ladite feuille imprimée & attachée fous
notredit contrefcel , & de les vendre ,
faire vendre & débiter par tout notre
Royaume pendant le tems de fix années confécutives , à compter du jour de la
datte defdites Prefentes. Faifons défenfes à
toutes fortes de Perfonnes de quelque qualité
& condition qu'elles foient , d'en introduire
d'impreffion étrangére dans aucun lieu de
notre obéïffance , comme auffi à tous Libraires , Imprimeurs & autres , d'imprimer , faire imprimer , vendre , faire vendre , débiter,
ni contrefaire lefdits Livres ci-deffus expo-
fés en tout ni en partie , ni d'en faire aucuns
Extraits fous quelque prétexte que ce foit ,
d'augmentation , correction , changement
de titre , ou autrement , fans la permiffion
expreffe & par écrit de ladite Expofante, ou
de ceux qui auront droit d'elle , à peine de
confifcation des Exemplaires contrefaits ,
de trois mille livres d'amende contre chacun
des contrevenans; dont un tiers à Nous , un
tiers à l'Hôtel-Dieu de Paris , l'autre tiers

à ladite Expofante & de tous dépens, dommages & intérêts : A la charge que ces Préfentes feront enregiftrées tout au long fur le Regiftre de la Communauté des Libraires & Imprimeurs de Paris, dans trois mois de la datte d'icelles ; que l'impreffion de ce Livre fera faite dans notre Royaume & non ailleurs ; & que l'Impétrant fe conformera en tout aux Reglemens de la Librairie, & notamment à celui du dix Avril 1725. & qu'avant que de l'expofer en vente, le Manufcrit ou Imprimé qui aura fervi de Copie à l'impreffion defdits Livres, fera remis dans le même état où l'Approbation, y aura été donnée, ès mains de notre très-cher & feal Chevalier le fieur CHAUVELIN, Garde des Sceaux de France, Commandeur de nos Ordres ; & qu'il en fera enfuite remis deux Exemplaires de chacun dans notre Bibliotheque publique, un dans celle de notre Château du Louvre, & un dans celle de notre très-cher & feal Chevalier le Sieur CHAUVELIN, Garde des Sceaux de France, Commandeur de nos Ordres, le tout à peine de nullité des Préfentes : du contenu defquelles vous mandons & enjoignons de faire joüir l'Expofante ou fes ayans caufe, pleinement & paifiblement, fans fouffrir qu'il leur foit fait aucun trouble ou empêchement. Voulons que la copie defdites Préfentes, qui fera imprimée tout au long au commencement ou à la fin dudit Livre, foit tenuë pour düement fignifiée, & qu'aux Copies collationnées par l'un de nos amés &

féaux Conſeillers & Secretaires ; foi ſoit a-
joutée comme à l'original. Commandons
au premier notre Huiſſier ou Sergent de
faire pour l'exécution d'icelles tous actes
requis & néceſſaires, ſans demander autre
permiſſion, & nonobſtant clameur de Haro,
Charte Normande, & Lettres à ce contraires : Car tel eſt notre plaiſir. Donné à Paris
le vingt-troiſiéme jour du mois de No-
vembre, l'an de grace mil ſept cens trente-
ſix, & de notre regne le vingt-deuxiéme.
Par le Roy en ſon Conſeil, SAINSON.

Je cede à Monſieur DIDOT, Adjoint,
l'Hiſtoire de Lideric Premier, Comte de
Flandres, ſeulement, me reſervant à moi ſeul
le Traité Phyſique de la lumiere & des cou-
leurs &c. & ce ſuivant l'accord fait entre
nous. A Paris, le 10 Decembre 1736.
VEUVE MAZIERE.

Regiſtré, enſemble la Ceſſion, ſur le Regiſtre
de la Chambre Royale des Libraires & Imprimeurs de Paris, N. 389. fol. 349. conformément
aux anciens Réglemens, confirmés par celui du
28. Fevrier 1723. A Paris ce 10. Decembre
1736.
Signé, MARTIN, Syndic.

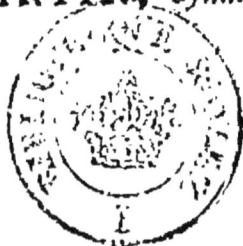

www.ingramcontent.com/pod-product-compliance
Lightning Source LLC
Chambersburg PA
CBHW060422200326
41518CB00009B/1448